Guide des femmes pour la santé essentielle

Nutriments et vitamines importants pour la santé et le bien-être des femmes.

Stella O.Maurice

TABLE DES MATIÈRES

INTRODUCTION DU LIVRE

Le mot « santé des femmes » fait référence à une vaste catégorie de problèmes de santé physique et mentale qui sont spécifiques aux femmes, plus répandus chez les femmes, ou qui se manifestent, s'accélèrent ou ont des conséquences différentes chez les femmes que chez les hommes.

Les aspects physiques, mentaux et émotionnels de la santé des femmes sont divers et doivent faire l'objet d'une réflexion et d'un soutien attentifs. Le corps d'une femme connaît de profonds changements entre l'adolescence et ses années d'or, et pour favoriser un bien-être global, il faut comprendre l'importance des nutriments pendant ces périodes.

Les femmes sont le fondement de la famille. D'un autre côté, on observe fréquemment que les femmes donnent la priorité aux besoins de leur famille avant les leurs. Mais nous oublions souvent le fait que les femmes ont des exigences médicales uniques et ne sont pas construites comme les hommes.

Les femmes traversent de nombreuses étapes dans le cycle complexe de la vie, chacune avec son propre ensemble de tournants, de difficultés et de victoires. Le voyage perspicace **"Guide de santé essentiel pour les femmes : Nutriments et vitamines importants pour la santé et le bien-être des femmes"** vous fait découvrir les vitamines et les minéraux essentiels qui sont présents dans tout le spectre de la santé des femmes.

Ce livre emmène les lecteurs dans une enquête approfondie sur les besoins nutritionnels qui permettent aux femmes de s'épanouir physiquement, émotionnellement et cognitivement, depuis le sommet de la puberté jusqu'à l'expérience de la ménopause. Une femme est la protectrice de l'énergie vitale de la vie, et sa santé est étroitement liée aux aliments qui nourrissent son bien-être mental et physique.

"Guide de santé essentiel pour les femmes : Nutriments et vitamines importants pour la santé et le bien-être des femmes» sert de point d'ancrage pour explorer le terrain complexe de la santé des femmes, et pas seulement une liste de recommandations diététiques. Il analyse l'importance des vitamines et des minéraux dans la promotion de la force, de l'équilibre hormonal et d'une vitalité vibrante en explorant la science de la nutrition.

Les besoins changeants de l'adolescence, les responsabilités de la femme, les complexités de la grossesse et de la maternité, ainsi que les transformations élégantes de la ménopause sont tous abordés alors que nous vous emmenons dans un voyage à travers ces étapes cruciales. Une feuille de route personnalisée pour une nutrition idéale est présentée dans chaque chapitre, accompagnée de conseils utiles et de traditions de bien-être.

"Guide de santé essentiel pour les femmes : Nutriments et vitamines importants pour la santé et le bien-être des femmes» est une appréciation de la force et de la vitalité des femmes, pas seulement un manuel. C'est un appel à valoriser les soins personnels comme une expression de l'amour envers soi-même et à comprendre que prendre soin de soi est une décision puissante. Ce livre vous invite à prendre soin de votre santé, quel que soit votre âge : jeune femme confrontée aux rebondissements d'un monde occupé, ou mère expérimentée appréciant l'élégance de l'âge adulte.

Embarquez pour ce voyage fascinant, où connaissances et nutrition travaillent ensemble pour créer une oasis qui éclaire la voie vers un style de vie plein d'énergie, d'équilibre et de bien-être durable. Bienvenue à**"Guide des femmes pour la santé essentielle : nutriments et vitamines importants pour la santé et le bien-être des femmes"**—un endroit où le chemin d'une femme vers une santé parfaite est aussi époustouflant qu'elle.

CHAPITRE 1

MACRONUTRIMENTS POUR FEMMES

Les principaux composants de votre alimentation sont les macronutriments. Les éléments nutritionnels des aliments dont le corps a besoin pour produire de l'énergie et maintenir intacts ses systèmes et sa structure sont appelés macronutriments. Les macronutriments sont des nutriments essentiels dont le corps a besoin en quantités importantes pour rester en bonne santé.

De manière générale, les macronutriments sont simplement définis comme les protéines, les glucides et les graisses ; cependant, ils peuvent également contenir d'autres nutriments, comme l'eau, dont le corps a besoin en grande quantité.

Les macronutriments fournissent la majorité des calories et de l'énergie du corps. Chaque type de macronutriment présente des avantages et joue un rôle dans le maintien de la santé du corps. Des facteurs individuels, notamment le poids, l'âge et les problèmes médicaux sous-jacents, peuvent affecter la quantité de chaque macronutriment dont une personne a besoin.

Une fonction vitale de tout type de macronutriment est de maintenir la santé du corps. Un bon équilibre de macronutriments est généralement nécessaire pour une santé optimale.

LES GLUCIDES

Pour plusieurs tissus corporels, dont le cerveau, les glucides constituent la principale source d'énergie. Le glucose, produit par le corps à partir des glucides, pénètre dans la circulation sanguine et pénètre dans les cellules pour leur permettre de fonctionner.

Pour contracter les muscles lors d'un exercice vigoureux, les glucides sont essentiels. Les glucides aident le corps à accomplir des tâches essentielles telles que la régulation de la température corporelle, de la fréquence cardiaque et de la digestion, même au repos.

Une alimentation équilibrée peut inclure des glucides. Néanmoins, manger une quantité excessive de glucides ou en choisir un mauvais type peut entraîner des problèmes de santé tels qu'une prise de poids.

Les individus tirent leur énergie des glucides. Bien que les régimes riches en protéines et en graisses puissent également fournir de l'énergie aux humains, le corps préfère utiliser les glucides.

Lorsque le corps d'une personne ne reçoit pas suffisamment de glucides, il se tourne vers les graisses et les protéines pour obtenir de l'énergie.

Cependant, le corps préfère ne pas utiliser les protéines comme carburant, car elles sont nécessaires à de nombreux autres processus cruciaux, comme la croissance et la réparation des tissus.

Dans l'organisme, les glucides sont convertis en glucose. L'hormone insuline facilite le transfert du glucose de la circulation sanguine vers les cellules du corps. Le glucose est nécessaire au fonctionnement de chaque cellule du corps humain.

Lorsqu'une personne est au repos, le cerveau utilise 20 à 25 % de son glucose et a besoin d'un approvisionnement constant.

Différents types de glucides

Selon le nombre de molécules de sucre qu'ils contiennent, les glucides peuvent être classés en simples ou complexes.

Glucides simples

Le glucose, le fructose, le saccharose et le lactose sont des exemples de glucides simples ; ils contiennent chacun une ou deux molécules de sucre.

Les glucides simples peuvent être trouvés dans la nature dans :

Fruits, produits laitiers, jus de fruits et lait

Glucides complexes

Des chaînes de sucre plus longues et plus complexes se trouvent dans les glucides complexes. Ils sont constitués de polysaccharides et d'oligosaccharides. Les fibres et l'amidon se trouvent dans les glucides complexes.

Les glucides complexes peuvent être trouvés dans les grains entiers, notamment le pain, les céréales, les pâtes et le riz ; haricots; légumes; et des fruits.

Glucides raffinés

Les glucides raffinés sont des aliments qui ont subi un traitement visant à éliminer certains composants, comme les minéraux et les fibres.

Ces glucides comprennent du sirop de maïs à haute teneur en fructose et des édulcorants, qui sont fréquemment ajoutés par les fabricants aux aliments transformés.

Voici quelques exemples de glucides raffinés :

- Pain blanc, spaghettis et riz,
- Céréales transformées pour petit-déjeuner,
- Édulcorants et sirop de maïs à haute teneur en fructose,
- Gâteaux, desserts et pâtisseries.

Glucides sains

Un individu peut stocker plus de glucose sous forme de graisse lorsqu'il consomme plus de glucides que ce dont il a besoin. Ces glucides peuvent être utilisés rapidement par une personne très active ou qui fait de l'exercice fréquemment.

Cependant, ceux qui ne consomment pas ces glucides peuvent se retrouver à prendre du poids.

Les glucides complexes libèrent de l'énergie plus progressivement et maintiennent la satiété plus longtemps. Des exemples de glucides complexes sont le riz brun, le pain complet et les légumes.

Une approche plus nutritive pour qu'une personne reçoive ce macronutriment essentiel dans son alimentation consiste à choisir des glucides complexes et des légumes féculents, notamment : patates douces, panais, courges, citrouilles, navets, betteraves rutabagas, pommes de terre et autres légumes féculents nutritifs.

Les glucides complexes peuvent également être trouvés dans les légumineuses, notamment les haricots et les pois. Ces aliments peuvent constituer d'excellents éléments d'une alimentation équilibrée.

Si une personne consomme trop de glucides simples et raffinés, tels que des collations et des boissons sucrées, du pain et des pâtes blancs et des pommes de terre blanches, cela peut avoir des effets indésirables.

Ces repas à haute teneur en sucre sont rapidement absorbés par l'organisme, ce qui peut fournir un bref regain d'énergie mais une satiété de courte durée. Cela pourrait entraîner une consommation excessive de nourriture.

Alternatives saines

• Pour maintenir une alimentation nutritive, on pourrait expérimenter les substituts suivants :

Remplacez les pâtes blanches ou le riz par des variétés de céréales saines (à grains entiers).

• Si vous préférez ne pas manger de céréales industrielles au petit-déjeuner, essayez une salade de patates douces ou de quinoa au four au lieu d'un sandwich au pain blanc.

• Vous pouvez également ajouter des bleuets aux flocons d'avoine entiers trempés toute la nuit dans du lait de coco et de la cannelle.

• Au lieu de manger une part de pizza, mangez une soupe copieuse et satisfaisante avec des légumes et des lentilles ou des haricots.

Le corps a besoin de glucides pour fonctionner correctement et produire de l'énergie. En fonction de leur niveau d'exercice, de leur poids et de leur mode de vie, les gens peuvent avoir besoin de différentes quantités de glucides.

En intégrant des glucides complexes et en réduisant leur consommation de glucides raffinés, la plupart des femmes peuvent s'assurer que leur alimentation est saine.

Réduire le risque de maladies liées à la santé et maintenir un équilibre glycémique sain sont deux avantages de faire des choix judicieux en matière de glucides.

PROTÉINE

De longues chaînes de molécules appelées acides aminés constituent les protéines. Pour que les tissus corporels se développent, se développent, se réparent et se maintiennent, les protéines sont vitales.

Étant donné que chaque cellule corporelle contient une forme de protéine, il est essentiel de maintenir une alimentation nutritive comprenant suffisamment de protéines pour maintenir des muscles, des os et des tissus solides.

Les protéines sont également essentielles à de nombreuses autres activités biologiques, notamment le soutien du système immunitaire, les réactions métaboliques ainsi que la construction et le soutien des cellules.

Tous les acides aminés essentiels, sauf neuf, sont produits par le corps. Ces neuf acides aminés sont essentiels et proviennent de l'alimentation.

Différentes combinaisons d'acides aminés sont présentes dans chaque régime. La viande, les produits laitiers et les œufs sont des exemples de protéines animales qui contiennent souvent tous les acides aminés requis.

Certains acides aminés sont abondants dans les protéines végétales présentes dans les aliments comme les haricots, les céréales, les noix et le soja, mais d'autres peuvent manquer d'autres vitamines. Une alimentation variée et équilibrée peut apporter à l'organisme suffisamment de protéines pour répondre à ses besoins.

L'élément fondamental du corps humain est la protéine. Il soutient et fait croître les tissus.

Le corps a besoin de plus de protéines pendant les périodes de croissance, comme la petite enfance, l'enfance et la grossesse.

De plus, certaines personnes qui ont des besoins plus élevés en protéines sont :

- ☐ Ceux qui ont été opérés,
- ☐ Ceux qui ont des blessures,
- ☐ Ceux qui décomposent régulièrement leurs muscles pendant l'exercice.

Répartir la consommation de protéines tout au long de la journée aide de nombreuses personnes à répondre à leurs besoins nutritionnels et améliore également leur glycémie et leur niveau d'énergie.

Une gamme d'habitudes alimentaires populaires qui peuvent aider les individus à répondre à leurs besoins minimum en protéines sont :

1St Routine alimentaire

Une excellente façon de consommer des protéines consiste à en consommer une quantité modeste au petit-déjeuner, une quantité modérée au déjeuner et une portion substantielle au dîner.

Un régime alimentaire quotidien normal peut inclure :

- 10 grammes ou moins de protéines pour le petit-déjeuner, comme des baies, des amandes et de l'avoine
- 25 grammes, par exemple, dans un sandwich au fromage et à la dinde au déjeuner
- 5 grammes dans une barre granola ou autre collation
- 40 grammes de steak ou de poulet avec accompagnements pour le souper
- Environ 80 grammes de protéines seraient fournis ce jour-là.

2ˢᵈ Routine alimentaire

Manger une quantité modérée de protéines à chaque repas – petit-déjeuner, déjeuner, dîner et collations – est une autre pratique typique de consommation de protéines.

Au cours d'une journée normale, un individu peut consommer :

- 20 grammes de protéines au petit-déjeuner, comme une omelette aux légumes avec deux œufs et des haricots en accompagnement.
- 15 grammes de fruits et de fromage cottage pour une collation au petit-déjeuner.
- 25 grammes dans une salade accompagnée d'un filet de poisson pour le déjeuner.
- 15 grammes dans une collation riche en protéines comme un shake protéiné
- 10 grammes pour le dîner, par exemple dans un plat sans viande ou une soupe aux lentilles.

De plus, cela donnerait environ 80 grammes de protéines.

À chaque repas, les femmes peuvent essayer d'atteindre un apport cible en protéines pour tirer le meilleur parti de leur apport en protéines, développer leurs muscles et récupérer. Cependant, la taille du corps d'une femme et son niveau d'activité déterminent la quantité de protéines dont elle a besoin. Une femme de 5 pieds 5 pouces qui fait peu d'exercice ne sera pas en mesure d'absorber et d'utiliser autant de protéines qu'une femme de 5 pieds 5 pouces qui fait de l'exercice cinq fois par semaine.

En fonction de l'ampleur de leur entraînement, les coureurs de marathon peuvent avoir besoin de 1,0 à 1,6 g par kg de poids corporel.

Pour les sportifs de musculation ou de puissance, la dose recommandée se situe entre 1,6 et 2,0 g par kilogramme de poids corporel.

Manque de protéines

Un manque de protéines peut être mortel. Une femme qui ne consomme pas suffisamment de protéines peut souffrir de :

- Développement inadéquat
- Réduction de la masse musculaire
- Système immunitaire affaibli
- Faiblesse cardiaque
- Difficultés respiratoires

SOURCES DE PROTÉINES

Les sources de protéines comprennent les œufs, les haricots noirs, le bœuf haché, le lait, le beurre de cacahuète et le tofu.

Certains aliments riches en protéines, comme un steak grillé, peuvent également être riches en graisses et en sodium. D'autres aliments, dont le saumon, contiennent moins de sodium et de graisses saturées.

De plus, les produits laitiers faibles en gras, les légumineuses, les pois chiches, le tofu et de nombreux autres nutriments bénéfiques pour la santé, tels que les fibres et les antioxydants, sont d'excellentes sources de protéines.

Lorsqu'ils sont utilisés occasionnellement à la place de la viande, en particulier de la viande rouge, les régimes sont moins susceptibles d'entraîner une prise de poids et d'autres problèmes de santé.

Selon une étude, les femmes qui consommaient de plus grandes quantités de protéines provenant principalement de légumes présentaient un risque de problèmes cardiaques inférieur de trente pour cent que les femmes qui consommaient de plus grandes quantités de protéines mais provenaient principalement de produits d'origine animale et de moins de glucides.

Les végétariens et les végétaliens peuvent obtenir beaucoup de protéines à partir des haricots et des lentilles.

GRAISSES SAINES

En plus d'être un élément essentiel de l'alimentation, les graisses peuvent donner de l'énergie au corps. Les graisses alimentaires font partie intégrante de l'alimentation et participent à la création d'hormones, au développement des cellules, au stockage de l'énergie et à la consommation de vitamines essentielles, même si certains types peuvent être plus nutritifs que d'autres.

Le corps a besoin de graisse comme nutriment nécessaire pour fonctionner correctement. Outre d'autres fonctions essentielles, les graisses contenues dans les aliments facilitent l'absorption des vitamines et des minéraux par l'organisme. Les réserves graisseuses de l'organisme sont essentielles pour :

- ☐   Métabolisme et conservation de l'énergie
- ☐   Modulation de la température corporelle et,
- ☐   Protection des organes essentiels

D'un autre côté, un régime trop gras peut augmenter le poids corporel et le risque de développer une maladie cardiovasculaire.

Un mélange d'acides gras peut être trouvé dans la plupart des aliments gras. Étant donné que de nombreux repas contiennent à la fois des graisses saturées et insaturées, il peut être difficile pour une personne d'en supprimer un seul type.

Les diététistes et la majorité des organismes de santé conseillent de consommer les graisses saturées en proportion et, lorsque cela est possible, de les remplacer par des graisses insaturées.

Catégories de graisse

Trois principales catégories de graisses identifiées par les experts en nutrition sont les graisses trans, insaturées et saturées.

Graisses saturées

Des études ont montré qu'un apport alimentaire plus élevé en graisses saturées est associé à un risque accru de problèmes cardiaques ou de maladies cardiaques. Selon l'étude, les graisses saturées peuvent augmenter les niveaux de LDL, ou lipoprotéines de basse densité, ou « mauvais » cholestérol. Le risque de développer une maladie cardiaque peut augmenter si son taux de cholestérol LDL dans le sang est élevé.

Les graisses saturées sont « chargées » de molécules d'hydrogène et ne contiennent qu'une seule liaison entre leurs composants.

Les aliments riches en graisses saturées comprennent : les produits laitiers et la viande, comme les coupes de viande riches en graisses, le fromage, le beurre, la crème glacée, l'huile de coco et l'huile de palme.

Les triglycérides à chaîne moyenne (TCM) pourraient constituer le type de graisse saturée le plus sain, selon une méta-analyse. Par exemple, la noix de coco contient beaucoup de MCT.

Graisse insaturée

Les graisses insaturées contribuent à la diminution du cholestérol LDL, à la diminution de la réponse inflammatoire et au renforcement des membranes cellulaires corporelles. Ils pourraient également réduire le risque de développer une polyarthrite rhumatoïde.

Une ou plusieurs liaisons doubles ou triples supplémentaires existent entre les molécules de graisses insaturées. À température ambiante, ces graisses sont liquides et se présentent sous forme d'huile. On les retrouve également dans les aliments solides.

Ce groupe peut être divisé en deux groupes : les graisses monoinsaturées et les graisses polyinsaturées.

<u>Les sources alimentaires de graisses insaturées comprennent :</u>

- Avocats et huile d'avocat
- Huile d'olive et olives
- Noix et graines comme les amandes, les arachides, les noix de cajou et les graines de sésame
- poissons gras comme le saumon et le maquereau
- beurre de cacahuète et huile de cacahuète

□ les huiles végétales comme le tournesol, le maïs ou le canola ;

Malgré leur teneur élevée en graisses, les régimes méditerranéens sont associés à une meilleure santé cardiaque.

Gras trans

Ces graisses sont liquides au début, mais avec les méthodes de transformation des aliments, elles se solidifient. Les gras trans sont présents dans certaines viandes et produits laitiers à l'état de traces, mais ils sont également présents dans les repas transformés.

Les produits alimentaires tels que les biscuits, les craquelins, les beignets, la margarine en bâton, les shortenings, les aliments emballés, la restauration rapide et les aliments frits sont des exemples d'articles qui peuvent encore contenir des gras trans. Néanmoins, les gras trans sont en train de disparaître

Les emballages alimentaires qui répertorient les « huiles partiellement hydrogénées » parmi leurs ingrédients indiquent que des gras trans sont présents dans le produit.

Conseils pour une alimentation saine et riche en graisses

Voici quelques stratégies simples pour aider les gens à équilibrer les graisses dans leur alimentation :

• Choisir de la viande maigre plutôt que des portions de viande grasses, ou du lait faible en gras plutôt que du lait entier.

• Soyez prudent lorsque vous consommez des repas annoncés comme étant faibles ou sans gras. Pour remplacer les graisses présentes dans bon nombre de ces produits, des glucides raffinés et des sucres ajoutés sont utilisés. Ces additifs n'ajoutent aucune valeur nutritionnelle supplémentaire ; cependant, ils peuvent augmenter l'apport calorique.

• Réduire la quantité d'aliments transformés consommés, car ils peuvent être riches en sel et en gras trans.

• Utiliser des techniques de cuisson au four, à la vapeur ou au grill au lieu de faire frire les repas.

• Conversion en graisses saines. Les bonnes sources de graisses insaturées comprennent les noix, les avocats et les sardines. Ceux-ci pourraient améliorer la santé cardiaque, renforcer le système immunitaire et favoriser la croissance du cerveau.

Il existe encore des inquiétudes sans réponse quant au lien entre les graisses saturées et leurs effets nocifs sur la santé, comme les maladies cardiaques, malgré la richesse des études sur les graisses alimentaires.

Cependant, la plupart des experts conviennent que la meilleure stratégie à long terme pour une alimentation saine consiste à consommer suffisamment de graisses insaturées provenant d'aliments comme l'avocat, le poisson et les huiles végétales, tout en minimisant votre consommation de graisses saturées.

Les changements de régime alimentaire peuvent avoir des conséquences imprévues sur la santé, en particulier pour les personnes souffrant de problèmes cardiaques et de maladies médicales sous-jacentes.

Les pourcentages de macronutriments suivants sont appropriés pour maintenir une excellente santé et fournir la nutrition nécessaire :

- ☐ 45 à 65 % de glucides
- ☐ 20 à 35 % de matières grasses
- ☐ 10 à 35 % de protéines

Les besoins macroéconomiques d'une femme peuvent également être influencés par son âge, sa masse musculaire actuelle, ses objectifs de forme physique et ses problèmes médicaux sous-jacents.

RÉGIMES À BASE DE MACRONUTRIMENTS

Un régime macro, qui met l'accent sur le bon équilibre des macronutriments, peut être essayé par certaines personnes envisageant un régime ou un plan nutritionnel. Plusieurs macro-régimes bien connus sont les suivants :

A. Régime céto

Le régime cétogène faible en glucides, suffisamment protéiné et riche en graisses peut aider à perdre du poids chez certaines personnes. Les femmes qui suivent un régime cétogène réduisent leur apport quotidien en glucides à moins de 50 grammes. Lorsque le corps consomme si peu, il commence à produire beaucoup d'énergie à partir des graisses. Cela peut faciliter la perte de poids en mettant le corps dans un état de cétose.

B. Régime paléo

Le régime paléo simule ce que l'on aurait pu manger à l'époque paléolithique. Il s'agit de nourriture que les humains pourraient peut-être chasser ou acquérir. Un régime paléo comprend généralement de faibles quantités de glucides et des quantités plus élevées de graisses et de protéines. Cependant, les macronutriments peuvent varier.

C. Le régime Weight Watchers

La méthode Weight Watchers est un régime alimentaire qui limite les types et la quantité d'aliments que les participants peuvent consommer à l'aide d'un système de points. Il comprend souvent une teneur plus élevée en protéines et favorise une consommation moindre de graisses et de glucides riches en sucre.

D. Régime IIFYM

Le régime IIFYM met l'accent sur les macronutriments plutôt que sur les calories. (IIFYM signifie "si cela correspond à vos macros"). Contrairement à d'autres régimes qui pourraient impliquer de limiter certains aliments, le régime IIFYM est une stratégie alimentaire polyvalente axée sur la surveillance des macronutriments pour faciliter une perte de poids constante.

Le corps a régulièrement besoin de macronutriments en grande quantité pour fonctionner. Ce sont des nutriments nécessaires. Ils sont constitués de graisses, de glucides et de protéines. Le corps a besoin des trois formes de macronutriments, et une alimentation équilibrée en fournira normalement suffisamment pour remplir ces fonctions.

Contrairement aux micronutriments comme les vitamines et les minéraux, les macronutriments sont nécessaires à l'organisme en plus grande quantité. Le nombre de macronutriments dont une femme a besoin peut varier en fonction de divers facteurs, notamment l'âge, les objectifs de forme physique et les problèmes médicaux sous-jacents. Un médecin, un diététicien ou un nutritionniste peut donner des conseils sur les besoins d'une personne en macronutriments et recommander des régimes alimentaires possibles.

CHAPITRE 2

LES MICRONUTRIMENTS : UN ASPECT IMPORTANT DE LA SANTÉ DES FEMMES

Les micronutriments sont d'infimes quantités de vitamines et de minéraux dont le corps a besoin. Ils ont cependant une influence vitale sur le fonctionnement de l'organisme, et des carences dans l'un d'entre eux peuvent entraîner des maladies graves, voire mortelles. Ils effectuent diverses tâches, telles que faciliter la production par le corps d'hormones, d'enzymes et d'autres composés nécessaires aux processus typiques de croissance et de développement.

Étant donné que chaque vitamine et minéral a une fonction distincte dans votre corps, vous devez consommer une quantité appropriée de chaque micronutriment pour une santé optimale.

VITAMINES

Les vitamines sont essentielles à la formation d'énergie, au système immunitaire, à la coagulation sanguine et à d'autres processus. Les vitamines sont des substances organiques produites par les animaux et les plantes et sensibles à la décomposition par l'air, l'acide et la chaleur.

VITAMINE A

Vitamine liposoluble essentielle, la vitamine A favorise une fonction immunologique saine, la vue, la santé reproductive et la croissance des embryons. Votre corps a besoin de vitamine A pour plusieurs fonctions. On le trouve naturellement dans les aliments et peut également être pris en complément.

Bien qu'elle soit considérée comme un nutriment unique, la vitamine A est une classe de substances liposolubles qui comprend le rétinol, le rétinien et les esters de rétinyle.

Il existe deux types de vitamine A dans les aliments : la provitamine A, les caroténoïdes et la vitamine A performée.

Les caroténoïdes de provitamine A se trouvent en grande quantité dans les aliments végétaux comme les fruits, les légumes et les huiles, tandis que la vitamine A préformée, ou le rétinol et les esters de rétinyle, ne se trouve que dans les produits d'origine animale comme les produits laitiers, le foie et les fruits de mer.

Votre corps a besoin de transformer ces deux formes de vitamine A en leurs formes actives, l'acide rétinien et l'acide rétinoïque, afin de les utiliser. La vitamine A est conservée dans les tissus corporels pour une utilisation potentielle car elle est liposoluble.

Fonctions de la vitamine A

Pour votre santé, la vitamine A est vitale. Elle favorise la prolifération des cellules, le système immunitaire, le développement prénatal et la vision.

La contribution de la vitamine A à la santé oculaire et à la vue est sans doute l'un de ses effets les plus connus.

De plus, la peau, les intestins, les poumons, la vessie et les tissus de l'oreille interne font partie des tissus de surface que la vitamine A soutient et préserve.

Il renforce la fonction immunitaire en favorisant le développement et la migration des lymphocytes T, un sous-ensemble de globules blancs qui défendent l'organisme contre les agents pathogènes.

De plus, la vitamine A favorise la santé du système reproducteur féminin, des cellules de la peau et la croissance du fœtus.

Avantages pour la santé de la vitamine A

La vitamine A est un nutriment essentiel qui présente de nombreux avantages pour la santé.

● Fort antioxydant

Les précurseurs de la vitamine A aux qualités antioxydantes comprennent les caroténoïdes de la provitamine A, qui comprennent les bêta, alpha et bêta-cryptoxanthine. Votre corps est protégé des radicaux libres par les caroténoïdes. Diverses maladies telles que le diabète, le cancer du poumon et les maladies cardiaques sont associées à une alimentation riche en caroténoïdes.

• Vital pour maintenir la santé oculaire et éviter la dégénérescence maculaire

Comme nous l'avons déjà évoqué, la vitamine A est essentielle à la santé des yeux et de la vision. La dégénérescence maculaire liée à l'âge (DMLA) est une maladie oculaire qui peut être évitée grâce à une alimentation riche en vitamine A.

• Pourrait offrir une protection contre des cancers spécifiques

Les fruits et légumes riches en caroténoïdes peuvent offrir une certaine protection contre le cancer en raison de leurs qualités antioxydantes.

• Essentiel à la croissance des fœtus et à la fertilité

En raison de son rôle dans le développement des œufs, la vitamine A est nécessaire à la reproduction féminine. Il est également essentiel à la croissance fœtale, au développement et à la préservation des tissus, ainsi qu'à la santé placentaire. Par conséquent, la vitamine A joue un rôle essentiel dans le développement du fœtus ainsi que dans la santé de celles qui tentent de concevoir.

● Renforce le système immunitaire

La vitamine A affecte la fonction immunitaire en induisant des mécanismes de défense qui protègent l'organisme contre les agents pathogènes et les maladies. Certaines cellules, telles que les cellules B et les cellules T, qui sont essentielles aux réponses immunologiques qui préviennent la maladie, sont rendues possibles par la vitamine A. La sensibilité et les performances du système immunitaire sont compromises lorsque cette vitamine fait défaut car elle augmente les quantités de produits chimiques pro-inflammatoires. .

MANQUE DE VITAMINE A

La carence en vitamine A est répandue dans les pays sous-développés où les gens n'ont peut-être pas autant accès aux sources alimentaires de vitamine A préformée et de caroténoïdes provitamine A que dans les pays riches comme les États-Unis.

L'Organisation mondiale de la santé affirme que la cause évitable la plus courante de cécité chez les enfants dans le monde est une carence en vitamine A.

De plus, la diarrhée et la rougeole ont un taux de gravité et de mortalité plus élevé en cas de carence en vitamine A.

En outre, des études ont montré qu'une carence en vitamine A nuit au développement du fœtus en réduisant sa croissance et son développement et augmente le risque d'anémie et de décès chez les femmes enceintes.

Une carence en vitamine A peut provoquer de légers symptômes dangereux, tels que l'acné et l'hyperkératose cutanée.

Sources de vitamine A

La provitamine A et les caroténoïdes préformés de vitamine A sont facilement accessibles dans les aliments.

Comparé aux sources végétales de caroténoïdes provitamine A, votre corps peut immerger et utiliser la vitamine A préformée plus facilement.

Certains des aliments les plus riches en vitamine A préformée sont :

1. Jaunes d'œuf
2. Foie de boeuf
3. Pâté de foie
4. Beurre
5. huile de foie de morue
6. Foie de poulet
7. Saumon
8. Fromage cheddar

9. Saucisse de foie

10. le roi mackerel

11. Truite

12. Les aliments riches en bêta-carotène et en autres caroténoïdes de provitamine A comprennent :

13. Patates douces

14. Citrouille

15. Carottes

16. Autre

17. Épinard

18. Les feuilles de pissenlit

19. Chou vert

20. Courge d'hiver

21. Cantaloup

22. Papaye

23. poivrons rouges

La vitamine A liposoluble est essentielle à la santé des yeux, à l'immunité, à la reproduction et à la croissance du fœtus.

Une consommation excessive ou insuffisante peut avoir des effets néfastes graves. Par conséquent, il est essentiel d'atteindre et de rester en dessous de la limite quotidienne supérieure de 3 000 mcg ainsi que de l'apport journalier recommandé pour les adultes.

Votre corps peut obtenir une quantité sûre de cet nutriment important grâce à une alimentation saine et équilibrée.

VITAMINE C

La vitamine C est une vitamine vitale bénéfique pour la santé des femmes. Les avantages de la vitamine C consistent à soutenir la construction et l'entretien des vaisseaux sanguins, de la peau, du cartilage et des os. De plus, il renforce le système immunitaire en tant qu'antioxydant. Les meilleurs aliments à consommer pour la vitamine C sont les fruits et les légumes. La vitamine C est également connue sous les noms d'acide L-ascorbique, d'acide ascorbique et de L-ascorbate.

Puisque la vitamine C se dissout dans l'eau, l'organisme ne la conserve pas. Les gens doivent manger quotidiennement des aliments riches en vitamine C pour maintenir des quantités optimales de vitamine.

La vitamine C est nécessaire à l'organisme pour accomplir plusieurs tâches. En voici quelques-uns :

1. Peut réduire votre risque de développer une maladie chronique.

Des antioxydants puissants comme la vitamine C peuvent améliorer naturellement les défenses de votre corps. Des molécules appelées antioxydants renforcent le système immunitaire. Ils y parviennent en protégeant les cellules des substances dangereuses appelées radicaux libres. Selon des études, augmenter votre apport en vitamine C peut augmenter votre taux sanguin d'antioxydants jusqu'à 30 %. Cela aide les mécanismes de défense du corps à lutter contre l'inflammation.

2. Peut aider à contrôler l'hypertension.

Aux États-Unis, environ un tiers des patients adultes souffrent d'hypertension artérielle. La principale cause de décès dans le monde, les maladies cardiaques, est plus probablement due à l'hypertension artérielle. Selon les recherches, la vitamine C peut abaisser la pression artérielle chez les personnes souffrant d'hypertension et d'hypotension.

Les suppléments de vitamine C ont diminué la tension artérielle chez les personnes souffrant d'hypertension artérielle de 1,7 mmHg en moyenne dans la plage diastolique et de 4,9 mmHg dans la plage systolique. Bien que ces résultats soient encourageants, il n'est pas clair s'il y aura des impacts à long terme sur la tension artérielle. De plus, la vitamine C ne devrait pas être le seul médicament utilisé pour traiter l'hypertension artérielle.

3. Peut réduire le risque de développer une maladie cardiaque

À l'échelle mondiale, les maladies cardiaques constituent la principale cause de décès. Les maladies cardiaques sont causées par plusieurs variables, telles que de faibles niveaux de cholestérol HDL (bon), un excès de triglycérides ou de mauvais cholestérol LDL et une pression artérielle élevée.

En réduisant ces facteurs de risque, la vitamine C peut contribuer à réduire le risque de maladie cardiaque. Le risque de maladie cardiaque peut être réduit en prenant ou en ingérant 500 mg ou plus de vitamine C par jour.

4. Peut abaisser les taux d'acide urique dans le sang et protéger contre les crises de goutte

Environ 4 % des adultes américains souffrent de goutte, une forme d'arthrite. Elle implique une inflammation des articulations, en particulier du gros orteil, et est atrocement douloureuse. Les patients souffrant de goutte souffrent de gonflements et de poussées de douleur soudaines et intenses.

Lorsque le sang contient trop d'acide urique, des symptômes de goutte apparaissent. L'acide urique est un déchet produit par le corps. Il peut précipiter et s'accumuler dans les articulations à des concentrations élevées.

Il est intéressant de noter que plusieurs études suggèrent que la vitamine C pourrait contribuer à réduire les taux sanguins d'acide urique et, par conséquent, à prévenir les crises de goutte.

5. Aide à prévenir la pénurie de fer

Le fer est un minéral vital que le corps utilise à de nombreuses fins différentes. Le corps doit produire des globules rouges et transporter l'oxygène partout. Une supplémentation en vitamine C peut améliorer la capacité du corps à absorber le fer présent dans les aliments. Le fer d'origine végétale, par exemple, est mal absorbé ; la vitamine C aide à la transformer sous une forme plus facile à absorber. Ceux qui suivent un régime à base de plantes trouveront cela particulièrement utile car la viande est une source importante de fer.

Seulement 100 mg de vitamine C peuvent augmenter l'absorption du fer de 67 %. Par conséquent, chez les personnes susceptibles de souffrir d'une carence en fer, la vitamine C peut contribuer à réduire l'incidence de l'anémie.

Prendre un supplément de vitamine C ou manger plus d'aliments riches en vitamine C peut aider à augmenter votre taux de fer dans le sang si votre taux de fer est faible.

6. Augmente la résistance aux infections

Étant donné que la vitamine C agit dans de nombreux aspects du système immunitaire, l'augmentation de l'immunité est l'une des principales raisons pour lesquelles les individus prennent des suppléments de vitamine. Premièrement, la vitamine C contribue au développement des lymphocytes et des phagocytes, deux types de globules blancs qui contribuent à la défense de l'organisme contre les infections.

Deuxièmement, la vitamine C protège ces globules blancs des substances potentiellement dangereuses comme les radicaux libres et améliore leur capacité à remplir leurs fonctions.

Troisièmement, le mécanisme de défense de la peau dépend fortement de la vitamine C. Elle est activement délivrée à la peau, où elle peut renforcer ses défenses et fonctionner comme un antioxydant. Des recherches ont également indiqué qu'une supplémentation en vitamine C peut accélérer la cicatrisation des plaies. De faibles niveaux de vitamine C ont également été associés à des effets néfastes sur la santé.

7. Préserve la clarté mentale et la mémoire à mesure que vous vieillissez

Le terme « démence » est utilisé au sens large pour caractériser les problèmes de réflexion et de mémoire. Plus de 35 millions de personnes sont touchées dans le monde, et ce sont généralement les personnes âgées qui en souffrent. La recherche indique que l'inflammation et le stress oxydatif à proximité du système nerveux central, qui comprend le cerveau, la colonne vertébrale et les nerfs, peuvent augmenter le risque de démence.

La vitamine C est un antioxydant puissant. Une cognition et une mémoire réduites ont été associées à de faibles niveaux de cette vitamine.

De plus, des études ont démontré qu'une alimentation de qualité ou un supplément contenant de la vitamine C aide à préserver la mémoire et les capacités de réflexion en vieillissant.

SOURCES DE VITAMINE C

Les fruits et légumes frais sont des sources adéquates de vitamine C. Il est préférable de manger des légumes et des fruits crus, car la chaleur et l'ébullition dans l'eau peuvent dégrader une partie de la vitamine C contenue dans ces aliments.

Parmi les aliments riches en vitamine C figurent :

- ☐ Poivrons rouges et verts
- ☐ Oranges et jus d'orange
- ☐ Pamplemousse
- ☐ Kiwi
- ☐ Des fraises
- ☐ Épinards et autres légumes verts à feuilles
- ☐ Tomates
- ☐ Patates
- ☐ Pois verts

Le tabagisme augmente-t-il la demande en vitamine C ?

Le stress oxydatif peut être provoqué par le tabagisme et d'autres contaminants environnementaux. La vitamine C est un antioxydant qui peut aider à réduire le stress oxydatif.

Comparés aux non-fumeurs, les fumeurs ont généralement des niveaux de vitamine C plus faibles. Il pourrait y avoir une cause plus importante de stress oxydatif à cela.

De plus, fumer endommage et enflamme les muqueuses des poumons, de la gorge et de la bouche.

Les National Institutes of Health (NIH) conseillent aux fumeurs de prendre 35 mg supplémentaires de vitamine C par jour, car elles sont essentielles au maintien d'une muqueuse saine et à la réduction de l'inflammation.

Quelle est la limite de franchise ?

Un individu n'absorbera pas toute la vitamine C qu'il consomme s'il en boit plus de 1 000 mg par jour, mais il est peu probable qu'en prendre trop entraîne des problèmes graves. Des troubles gastro-intestinaux et des diarrhées pourraient en résulter. Il est peu probable que les individus coupent des quantités excessives puisque leur corps est incapable de les retenir.

Les calculs rénaux, cependant, pourraient provenir d'un apport élevé en suppléments.

Bien qu'il n'y ait pas suffisamment de données pour le soutenir, cela peut également augmenter le risque de problèmes cardiovasculaires après la ménopause. Avant de prendre des suppléments de vitamine C, les personnes atteintes d'hémochromatose héréditaire, un problème d'absorption du fer, devraient consulter leur médecin. Une augmentation des niveaux de vitamine C peut entraîner une détérioration des tissus.

La vitamine C antioxydante et polyvalente est un nutriment nécessaire. Par exemple, il favorise la cicatrisation des plaies, réduit le stress oxydatif et augmente la production de collagène.

Les fruits et légumes frais contiennent une quantité importante de vitamine C. Certaines personnes utilisent des suppléments, mais il est préférable de consulter un professionnel de la santé pour s'assurer qu'ils peuvent être utilisés en toute sécurité.

VITAMINE D

Votre corps a besoin de vitamine D pour créer et maintenir des os solides. En effet, votre corps a besoin de vitamine D pour absorber le calcium, qui est le principal élément constitutif des os.

D'innombrables autres systèmes biologiques de votre corps sont également régulés par la vitamine D. Ses qualités anti-inflammatoires, neuroprotectrices et antioxydantes améliorent la santé du système immunitaire, des muscles et des cellules cérébrales.

Conserver des os et des dents solides nécessite de la vitamine D. En outre, elle régule la réponse immunologique et l'inflammation, parmi de nombreuses autres fonctions vitales de l'organisme. Malgré son nom, la vitamine D est une hormone ou une pro-hormone plutôt qu'une vitamine.

Bien que de nombreux aliments ne contiennent pas naturellement de vitamine D, vous pouvez l'obtenir à partir de lait enrichi, de céréales et de poissons gras comme les sardines, le saumon et le maquereau. De plus, votre corps produit de la vitamine D (calciférol) lorsque l'exposition au soleil transforme une molécule de votre peau d'une forme passive à une forme active.

De nombreuses variables, telles que l'heure de la journée, la saison, la latitude et la pigmentation de la peau, affectent la quantité de vitamine D produite par votre peau. Selon votre mode de vie et l'endroit où vous habitez, la production de vitamine D peut soit s'arrêter totalement pendant l'hiver, soit diminuer. La crème solaire peut réduire la production de vitamine D, même si elle est cruciale pour prévenir le cancer de la peau.

De nombreuses femmes âgées ont des difficultés à absorber la vitamine D parce qu'elles ne sont pas suffisamment exposées au soleil. Un test sanguin rapide peut déterminer la quantité de vitamine D dans votre sang si votre médecin estime que vous n'en consommez pas suffisamment.

Les rôles de la vitamine D dans le corps

De nombreux processus biologiques dépendent de la vitamine D.

* OS solides

Pour qu'une bonne minéralisation osseuse se produise, la vitamine D favorise l'absorption intestinale du calcium et aide à maintenir des taux sanguins appropriés de calcium et de phosphore. Les femmes âgées présentant une carence en vitamine D souffrent d'ostéomalacie ou de ramollissement des os. La faiblesse musculaire et la faible densité osseuse sont les conséquences de l'ostéomalacie.

L'ostéoporose est un autre symptôme d'une carence chronique en vitamine D.

* Fonctionnement du système immunitaire

Consommer suffisamment de vitamine D peut aider à maintenir un système immunitaire sain et à réduire le risque de développer des maladies auto-immunes.

Selon les recherches, la vitamine D est essentielle au fonctionnement du système immunitaire. Des recherches supplémentaires sont nécessaires pour clarifier le lien possible entre une insuffisance à long terme en vitamine D et l'émergence de maladies auto-immunes, notamment le diabète, l'asthme et la polyarthrite rhumatoïde.

- Contrôler l'assimilation du phosphore et du calcium

- Réduire le risque de développer des maladies comme la sclérose en plaques et les maladies cardiaques

- Combattre la dépression

- Aide à perdre du poids

- Influencer les habitudes de sommeil et réduire l'insomnie

Insuffisance en vitamine D

Bien que l'organisme puisse produire de la vitamine D, certaines personnes sont plus susceptibles d'en souffrir que d'autres. Voici quelques éléments qui pourraient affecter cela :

- **Couleur de peau :** La pigmentation de la peau diminue la capacité du corps à absorber les rayons ultraviolets B (UVB) du soleil. L'absorption de la lumière du soleil est nécessaire à la peau pour synthétiser la vitamine D.

- **Manque d'exposition au soleil :** Les personnes qui résident sous des latitudes septentrionales ou dans des endroits très pollués ne sont pas suffisamment exposées au soleil.

En ce qui concerne l'apport en vitamine D, ceux qui sont confinés à la maison ou qui travaillent de nuit devraient essayer de l'obtenir à partir de sources alimentaires.

● **Allaitement :** L'Académie américaine de pédiatrie conseille d'administrer quotidiennement aux nourrissons allaités 400 unités internationales (UI) de vitamine D par voie orale.

● **Femmes âgées :** En vieillissant, la capacité de notre peau à produire de la vitamine D diminue. De plus, les femmes âgées pourraient passer plus de temps à l'intérieur.

● **Personnes atteintes de maladies qui réduisent l'absorption des graisses :** La vitamine D étant liposoluble, les graisses alimentaires doivent être absorbées par l'intestin pour pouvoir être consommées. L'apport en vitamine D provenant de l'alimentation peut être réduit par des conditions qui limitent l'absorption des graisses.

● **Personnes obèses :** Une graisse corporelle élevée peut restreindre la capacité du corps à ingérer de la vitamine D par contact avec la peau.

● **Patients gastrectomiés :** Ce type de chirurgie évite la partie supérieure de l'intestin, qui est une source majeure d'absorption de la vitamine D. Ce contournement peut entraîner un déficit.

Sources de vitamine D

L'exposition au soleil est souvent la principale source de vitamine D pour l'homme. Mais beaucoup d'autres, y compris ceux qui sont sensibles à une carence en vitamine D, ne peuvent pas produire suffisamment de vitamine D par la seule exposition solaire. Une supplémentation en vitamine D est bénéfique pour tout le monde, surtout pendant les mois d'hiver, lorsque la lumière du soleil est moins intense.

Les aliments listés ci-dessous contiennent de la vitamine D :

● Poissons gras, notamment le thon, le maquereau et le saumon : les niveaux de vitamine D présents dans les sources alimentaires sont les plus élevés dans les poissons gras et les huiles dérivées du poisson. De plus, l'huile d'espadon, de hareng et de foie de morue sont d'excellentes sources.

● Jaunes d'œufs : si les poules sont laissées en liberté, les jaunes d'œufs peuvent également contenir une quantité importante de vitamine D.

● Fromage

● Champignons : Certains champignons peuvent être un choix si une femme n'aime pas les fruits de mer ou si elle est végétarienne ou végétalienne. Il existe des variétés de champignons très riches en vitamine D, par exemple les champignons shiitake séchés et les champignons maitake crus.

● Lait enrichi : De nombreux aliments disponibles dans le commerce contiennent de la vitamine D ajoutée par les fabricants. Ces aliments seraient enrichis de nutriments supplémentaires ou de vitamine D.

● Céréales enrichies et jus enrichis

● Foie de boeuf

L'exposition de votre corps au soleil permet à votre corps de créer de la vitamine D. La vitamine D est également présente dans de nombreux aliments et suppléments. La vitamine est essentielle à la santé des dents, des os et du fonctionnement du système immunitaire.

La maladie due à une carence en calcium et l'hyperparathyroïdie sont des déséquilibres hormonaux qui élèvent les taux de calcium dans le sang et peuvent être causés par une carence en vitamine D.

Il est essentiel de consommer suffisamment de vitamine D pour garder vos os en bonne santé. L'approche la plus simple pour garantir que les bras, le visage et les jambes soient suffisamment exposés au soleil est de passer régulièrement du temps dehors.

Il peut être difficile pour les femmes d'obtenir suffisamment de vitamine D en fonction de leurs préférences alimentaires. Les pilules de vitamine D pourraient être une sage décision dans cette situation.

Si l'idée susmentionnée n'est pas possible, envisagez de manger des champignons, du saumon gras et des jaunes d'œufs de poulets fermiers.

Recommandation de vitamine D

FEMMES	APPORT JOURNALIER RECOMMANDÉ
Enfants de 0 à 12 mois	400 UI (10 mcg)
Filles 1-18 ans	600 UI (15 mcg)
Femmes 19-70 ans	600 UI (15 mcg)
Femmes de 70 ans et au-delà	800 UI (20 mcg)
Femmes enceintes/allaitantes	600 UI (15 mcg)

VITAMINE E

La vitamine E est un composant essentiel qui présente plusieurs avantages pour la santé des femmes. La vitamine E est utilisée par votre corps pour plusieurs fonctions, telles que le soutien du système immunitaire et la protection contre le stress oxydatif.

Certains aliments et suppléments nutritionnels contiennent de la vitamine E.

Même si la vitamine E est un ensemble de huit molécules liposolubles dotées de puissantes propriétés antioxydantes, elle est souvent considérée comme une seule substance. L'alpha-tocophérol répond au mieux aux besoins de l'alimentation humaine parmi ces huit types chimiques.

Divers aliments, tels que les graines, les noix, certains légumes et certains produits enrichis, contiennent naturellement de la vitamine E. Elle peut également être consommée comme complément nutritionnel. Il remplit de nombreuses fonctions dans le corps de la femme. Il est surtout connu pour ses propriétés antioxydantes, qui protègent vos cellules des dommages causés par l'oxydation en éliminant les produits chimiques dangereux appelés radicaux libres. De plus, il est vital pour une signalisation cellulaire saine et une réponse immunologique.

Avantages de la vitamine E

un. Peut renforcer les défenses antioxydantes et réduire les marqueurs de stress oxydatif

Lorsque la protection antioxydante de votre corps est déséquilibrée et que les espèces réactives de l'oxygène (ROS) s'accumulent et sont produites en excès, cela peut entraîner un stress oxydatif. Cela peut endommager les cellules et augmenter les risques de maladie.

Des études ont indiqué qu'une supplémentation en quantités importantes de vitamine E peut réduire les marqueurs du stress oxydatif et renforcer les défenses antioxydantes dans certaines populations en raison de sa puissante action antioxydante dans l'organisme.

b. Aide à réduire les facteurs de risque de maladie cardiaque

Le risque de maladie cardiaque peut être augmenté par une tension artérielle excessive et des taux de lipides sanguins excessifs, notamment des triglycérides et du mauvais cholestérol LDL.

Une enquête montre que chez certaines personnes, les suppléments de vitamine E peuvent contribuer à réduire les facteurs de risque de maladie cardiaque, notamment ceux-ci.

c. Peut-être avantageux pour les femmes atteintes de stéatose hépatique non alcoolique (NAFLD)

La NAFLD englobe plusieurs troubles qui conduisent à une accumulation de graisse hépatique chez les personnes ayant une consommation d'alcool minime ou inexistante.

Des études montrent que les suppléments de vitamine E peuvent aider les personnes atteintes de stéatose hépatique non alcoolique

(NAFLD) dans quelques domaines de leur santé. Une étude a indiqué que la supplémentation en vitamine E réduisait les taux de lipides sanguins, améliorait la santé du foie chez les personnes atteintes de stéatose hépatique non alcoolique (NAFLD) et réduisait les niveaux des enzymes hépatiques aspartate aminotransférase (AST) et alanine aminotransférase (ALT).

Des valeurs AST et ALT plus faibles sont bénéfiques car des niveaux élevés chez les patients NAFLD peuvent indiquer une inflammation et des lésions hépatiques.

d. Pourrait aider à gérer la dysménorrhée

La dysménorrhée se caractérise par un inconfort pelvien et menstruel intense et récurrent. Une étude suggère qu'une supplémentation en vitamine E pourrait aider les femmes atteintes de cette maladie à ressentir une légère douleur.

Une étude a révélé que l'administration quotidienne de vitamines C et E aux femmes atteintes d'endométriose pendant huit semaines contribuait à réduire l'intensité de leur dysménorrhée et de leur inconfort pelvien.

e. Pourrait améliorer l'état de la peau.

Une supplémentation en vitamine E peut être bénéfique pour les personnes souffrant d'eczéma ou d'autres affections cutanées. Des recherches supplémentaires sont nécessaires pour comprendre pleinement cet avantage possible, car il existe actuellement une pénurie d'informations dans ce domaine.

F. Pourrait améliorer le bien-être mental.

Prendre des suppléments et garantir des niveaux appropriés de vitamine E peuvent aider à prévenir la détérioration cognitive. Cependant, on ne sait toujours pas si la prise de suppléments aide les personnes souffrant de troubles cognitifs comme la maladie d'Alzheimer.

g. Peut aider les femmes adultes.

Étant donné que la vitamine E présente de nombreux avantages pour la santé, notamment la réduction de l'inflammation et le renforcement de l'immunité, les personnes ayant des besoins plus élevés ou un apport alimentaire insuffisant (comme certaines femmes âgées) peuvent trouver bénéfique la prise de suppléments de vitamine E.

h. Peut améliorer la capacité pulmonaire.

Des études ont indiqué qu'une supplémentation en vitamine E peut aider les femmes adultes et les enfants à lutter contre leurs symptômes d'asthme et leur fonction pulmonaire.

Sources de vitamine E

Largement utilisée comme protecteur de la peau, la vitamine E réduit l'inflammation, les symptômes du vieillissement et les dommages causés par les UV. Il maintient également la peau hydratée et hydratée, ce qui aide les femmes à atténuer l'apparence des cicatrices.

De plus, la vitamine E réduit le stress oxydatif, forme une barrière protectrice et scelle l'humidité pour soutenir un cuir chevelu sain et des cheveux nourris.

Au-delà de ses bienfaits pour la dermatologie, la vitamine E est essentielle pour contrôler la contraction des muscles, notamment de l'utérus, et pour la synthèse des prostaglandines, qui sont des lipides qui affectent la douleur et l'inflammation. Après un entraînement rigoureux ou un entraînement physique, il diminue la fatigue musculaire, augmente le niveau d'énergie et améliore l'endurance physique.

Plusieurs sources alimentaires naturelles peuvent vous aider à combler vos besoins quotidiens en vitamine E. Les sources alimentaires suivantes sont riches en vitamine E :

• **Légumes à feuilles vertes:** Poivrons, haricots verts, brocolis, tomates, navets, olives et avocats

• **Fruits:** Kiwis, canneberges, framboises et mangues

• **Des noisettes:** Avelines, cacahuètes, amandes, noisettes et noix du Brésil

• **Aliments enrichis en vitamine E :** Pâtes à tartiner, céréales, jus de fruits et margarine.

• **Huiles végétales :** Huile de soja, huile de carthame, huile de maïs, huile de germe de blé et huiles de tournesol.

• **Sources animales :** Sardines, thon et harengs

La vitamine E est essentielle au maintien de la santé générale en raison de sa capacité à gérer les troubles tels que la NAFLD et la dysménorrhée, ainsi que de son implication dans la réduction des facteurs de risque de maladies cardiaques et du stress oxydatif. Son importance pour la santé des femmes est encore soulignée par ses avantages possibles pour la fonction pulmonaire, les personnes âgées, la santé de la peau et la santé cognitive.

Un apport suffisant en vitamine E, que ce soit par le biais de suppléments ou d'une alimentation équilibrée, peut permettre aux femmes de prendre leur santé en main et d'améliorer leur qualité de vie.

FEMMES	RECOMMANDATION QUOTIDIENNE
0-6 mois	4 mg

7-12 mois	5 mg
1-3 ans	6 mg
4-8 ans	7 mg
9-13 ans	11mg
14 et au-delà	15mg

VITAMINE K

Le terme « vitamine K » décrit une classe de vitamines impliquées dans le métabolisme osseux, la coagulation sanguine et la régulation du calcium sanguin. Les avantages de la vitamine K comprennent le renforcement de la santé cardiaque, osseuse et cognitive.

La vitamine K est une vitamine essentielle dont le corps a besoin pour la formation des os, la coagulation du sang et d'autres fonctions importantes. Le brocoli, les choux de Bruxelles et les légumes verts à feuilles en contiennent tous. La vitamine K est dérivée du mot « Koagulations Vitamin », qui est un mot allemand.

Pour inverser les effets anticoagulants de la warfarine ou pour traiter les problèmes de coagulation sanguine, la vitamine K est fréquemment utilisée. De nombreuses autres maladies sont traitées avec ce médicament, notamment le diabète, le cancer du sein, l'ostéoporose et la performance sportive. Cependant, la majorité de ces autres utilisations manquent de fondement scientifique solide.

La phylloquinone, ou vitamine K1, est une substance présente dans les plantes. La vitamine K2 est la forme de stockage produite lorsqu'elle est consommée par les bactéries du gros intestin. Il est retenu dans les tissus adipeux et dans le foie après avoir été absorbé dans l'intestin grêle.

La prothrombine, un agent de coagulation nécessaire à la coagulation sanguine et au métabolisme osseux, ne peut être produite par l'organisme sans vitamine K.

La majorité des Américains ne souffrent pas de carence en vitamine K. Les nouveau-nés et les personnes souffrant de problèmes de malabsorption (telles que celles souffrant de colite ulcéreuse, de mucoviscidose, du syndrome de l'intestin court ou de la maladie coeliaque) sont les plus susceptibles d'être touchés.

LES AVANTAGES DE LA VITAMINE K

La vitamine K aide le corps de plusieurs manières.

• **Santé des os :** Il semble que l'ostéoporose et un faible apport en vitamine K soient liés. Selon plusieurs études, la vitamine K améliore la densité osseuse, réduit le risque de fractures et favorise la préservation d'os solides. Cependant, la recherche n'a pas étayé cela.

• **Bien-être mental :** Une mémoire épisodique améliorée chez les personnes âgées a été associée à des taux sanguins élevés de vitamine K. Dans une étude, la précision de la mémoire épisodique verbale était plus forte chez les personnes de plus de soixante-dix ans en bonne santé présentant les taux sanguins de vitamine K1 les plus élevés.

● **Bien-être cardiaque :** En arrêtant la minéralisation ou l'accumulation de minéraux dans les artères, la vitamine K peut aider à maintenir un niveau de tension artérielle plus bas. Le cœur peut ainsi pomper librement le sang dans tout le corps. La minéralisation liée à l'âge est un facteur de risque connu de maladie cardiaque. Cela se produit naturellement. Il a également été démontré qu'une consommation suffisante de vitamine K réduit l'incidence des accidents vasculaires cérébraux.

Sources de vitamine K

La bette à carde et le chou frisé sont deux exemples de légumes verts à feuilles riches en vitamine K1.

Certains fruits et huiles végétales sont des sources supplémentaires.

Les ménoquines, également connues sous le nom de K2, peuvent être trouvées dans la viande, les produits laitiers, les œufs et le « natto » japonais, créé à partir de graines de soja fermentées.

Les aliments suivants contiennent de la vitamine K :

Vitamine K1 (phylloquinone)

- Brocoli, choux de Bruxelles, chou, laitues, chou frisé, épinards, chou vert et feuilles de navet et brocoli

- Huile de canola et de soja

- vinaigrettes pour salades préparées avec de l'huile de canola ou de soja

- Shakes de remplacement de repas enrichis

La vitamine K2 se trouve dans les ménaquinones ou le soja fermenté.

Moins de fromage, d'œufs et de viande.

CHAPITRE 3

FOURNITURES MINÉRALES POUR LA SANTÉ DES FEMMES

Les minéraux sont des micronutriments vitaux dont le corps a besoin en quantités minimes pour fonctionner correctement. Une pénurie de minéraux non traitée peut entraîner l'ostéoporose, l'anémie et des déséquilibres endocriniens (hormonaux), entre autres problèmes de santé majeurs.

Selon l'étape de la vie, certains minéraux sont importants. Les femmes menstruées, par exemple, ont souvent besoin de fer supplémentaire jusqu'à ce qu'elles atteignent la ménopause, moment auquel elles peuvent retirer le fer de leur liste en raison de son rôle dans les dommages oxydatifs de l'organisme. Un autre exemple est qu'au cours des 35 premières années de leur vie, les femmes développent généralement la densité osseuse qui constitue la base d'une santé osseuse optimale au cours des années postménopausiques, lorsque la densité osseuse a tendance à diminuer.

Les aliments complets sont les meilleurs fournisseurs de minéraux, mais maintenir une alimentation riche en tous les nutriments essentiels peut être difficile pour toute femme.

Les suppléments de minéraux naturels peuvent fournir à votre corps un soutien nutritionnel complet et améliorer la façon dont il absorbe d'autres minéraux et nutriments spécifiques. Le magnésium, par exemple, est essentiel à l'absorption du calcium par l'organisme. Il peut être intéressant de penser à prendre des suppléments, car la plupart des femmes manquent de minéraux de base, notamment le magnésium, le calcium, le fer, le zinc, l'iode et le sélénium.

Ces minéraux sont essentiels au bon équilibre hormonal, à la solidité des os et à une fonction métabolique optimale, entre autres bienfaits pour la santé.

L'alimentation des femmes doit contenir certains minéraux essentiels, tels que :

CALCIUM

Le minéral largement dominant dans le corps est le calcium. Les humains ont besoin de calcium pour le développement et le maintien d'os solides, et les dents et les os contiennent 99 % du calcium présent dans le corps.

De plus, il est nécessaire de maintenir une communication saine entre le cerveau et les autres parties du corps. Cela affecte la façon dont les muscles bougent et le fonctionnement du cœur.

Les gens ont besoin de vitamine D en plus du calcium, car elle facilite l'absorption du calcium par l'organisme. Les produits laitiers enrichis, l'exposition au soleil et l'huile de poisson sont les principales sources de vitamine D.

Dans l'organisme, le calcium remplit diverses fonctions. Parmi eux figurent les suivants :

● Bien-être osseux

Les os et les dents représentent 99 % du calcium du corps humain. Pour l'avancement, le développement et le maintien des os, le calcium est nécessaire. Bien que la diminution de la densité osseuse soit un aspect normal du vieillissement, le calcium maintient les os d'une femme en bonne santé même après l'arrêt de leur développement.

Les femmes déjà ménopausées peuvent perdre leur densité osseuse plus rapidement que les personnes plus jeunes ou les hommes. Les femmes doivent faire particulièrement attention à consommer suffisamment de calcium pour réduire leur risque d'ostéoporose, ce qui peut augmenter le risque de fractures.

● Contraction des muscles

La contraction musculaire est régulée en partie par le calcium. Le corps émet du calcium lorsqu'un muscle est stimulé par un nerf. Le calcium facilite la contraction musculaire en travaillant avec les protéines du muscle.

Le muscle sera à l'aise dès que le corps en éliminera le calcium. Pour que les muscles se contractent et que les nerfs diffusent les signaux de votre cerveau vers toutes les zones de votre corps, votre corps a besoin de calcium.

● Système cardiaque

Le calcium est un élément essentiel de la coagulation sanguine. La coagulation implique plusieurs processus et constitue une procédure complexe. Il s'agit notamment du calcium. De plus, le calcium contribue à la libération d'hormones qui ont un impact sur de nombreuses fonctions corporelles et aident les vaisseaux sanguins à transporter le sang dans tout le corps.

L'une des fonctions du calcium dans la fonction musculaire est de maintenir le fonctionnement du muscle cardiaque. Le muscle lisse qui enveloppe les vaisseaux sanguins est détendu par le calcium. De nombreuses recherches ont suggéré un lien potentiel entre une pression artérielle basse et une consommation élevée de calcium.

En plus d'être vitale pour la santé des os, la vitamine D facilite l'absorption du calcium par l'organisme.

Fonctions supplémentaires du calcium

De nombreuses enzymes nécessitent du calcium comme cofacteur. Certaines enzymes essentielles ne peuvent pas fonctionner correctement sans calcium.

De plus, des recherches ont indiqué qu'une prise adéquate de calcium peut entraîner :

• Une diminution du risque de problèmes liés à l'hypertension artérielle pendant la grossesse.

• Réduire la tension artérielle des jeunes.

• Diminution de la tension artérielle chez les enfants dont les mères ont reçu suffisamment de calcium pendant leur grossesse.

• Réduction de l'incidence des adénomes colorectaux, un type de tumeur non cancéreuse, meilleurs taux de cholestérol, traitement de la migraine et réduction des symptômes du syndrome prémenstruel.

Bien que 1 000 mg soit l'apport journalier recommandé (AJR) en calcium, certaines données probantes indiquent que des quantités plus importantes peuvent offrir des bienfaits supplémentaires pour la santé. Il est conseillé de sélectionner des sources de calcium telles que le citrate de calcium, le malate, le chélate et l'orotate, qui sont plus facilement absorbés par l'organisme, car certains types de calcium sont considérablement mieux absorbés que d'autres.

Sources de calcium

Le calcium peut être trouvé dans une variété d'aliments et de boissons. Les bonnes sources sont les suivantes :

- ☐ Lait
- ☐ Yaourt
- ☐ Alternatives laitières enrichies, comme le lait de soja
- ☐ Sardines et saumon
- ☐ Fromage
- ☐ Tofu
- ☐ Légumes à feuilles vertes, notamment le brocoli, les feuilles de navet, le cresson et le chou frisé
- ☐ Plusieurs céréales de petit-déjeuner enrichies
- ☐ Jus de fruits enrichis
- ☐ Graines et noix, en particulier chia, amande et sésame.
- ☐ Légumineuses et céréales
- ☐ Farine de maïs et tortillas de maïs
- ☐ Les épinards font partie des légumes vert foncé qui contiennent du calcium. Mais ils contiennent également beaucoup d'acide oxalique. Des études montrent que l'acide oxalique diminue la capacité de l'organisme à absorber le calcium.

Bien que les produits laitiers soient parmi les meilleures sources de calcium, il est conseillé de limiter votre consommation aux options non laitières, notamment les légumes de la mer, le chou frisé, le brocoli, le chou chinois et d'autres aliments, boissons et céréales enrichis. La raison en est que même pour ceux qui ne sont pas intolérants au lactose, la consommation de grandes quantités de produits laitiers peut amener l'organisme à drainer du calcium et des minéraux. De plus, les produits laitiers contiennent de grandes quantités de phosphore et de faibles quantités de magnésium, ce qui peut réduire l'accessibilité du calcium.

Les étapes de la vie	Recommandation quotidienne
0-6 mois	200 mg
7-12 mois	260mg
1-3 ans	700mg
4-8 ans	1 000 mg
9-18 ans	1 300 mg
19-50 ans	1 000 mg
51-70 ans	1 200 mg
71 et au-delà	1 200 mg
Femmes enceintes et allaitantes	1 000 mg
Adolescentes enceintes et allaitantes	1 300 mg

MAGNÉSIUM

Plus de 300 processus enzymatiques et métaboliques contiennent le magnésium minéral nécessaire. Le magnésium est nécessaire à de nombreux processus corporels. Un apport suffisant de ce minéral peut aider à la prévention ou au traitement de plusieurs maladies chroniques, telles que les migraines, le diabète de type 2, la maladie d'Alzheimer et les maladies cardiovasculaires.

Le magnésium est essentiel à la fois pour votre corps et votre cerveau, contribuant à tout, de la régulation de la glycémie à l'amélioration des performances sportives.

Le corps féminin utilise le magnésium aux fins énumérées ci-dessous :

1.   Bien-être osseux

Le magnésium est également essentiel à une croissance osseuse adéquate, bien que le calcium ait gagné la majorité des recherches sur le sujet. Une consommation adéquate de magnésium a été associée dans des études à une densité osseuse accrue, une meilleure formation de cristaux osseux et une diminution du risque d'ostéoporose chez les femmes ménopausées.

Étant donné que le magnésium aide à gérer les niveaux de calcium et de vitamine D, deux minéraux essentiels à la santé des os, il peut améliorer la santé des os directement et indirectement.

2.   Diabète

Les régimes riches en magnésium ont été associés dans la recherche à une diminution du risque de diabète de type 2. Cela pourrait être dû à la contribution significative du magnésium au métabolisme de l'insuline et à la régulation du glucose.

Selon une étude, les niveaux de magnésium sont faibles chez la majorité des diabétiques, mais pas chez tous, et le magnésium peut aider à gérer le diabète. Une carence en magnésium peut aggraver la résistance à l'insuline, un trouble qui précède souvent le diabète de type 2. D'un autre côté, de faibles niveaux de magnésium pourraient résulter d'une résistance à l'insuline.

3.   Santé cardiovasculaire

Le magnésium est nécessaire au corps pour garder ses muscles, en particulier le cœur, en bonne santé. Des études ont indiqué que la santé cardiaque est considérablement influencée par le magnésium.

Selon une étude, un déficit en magnésium peut augmenter le risque de problèmes cardiovasculaires. Ceci s'explique en partie par ses fonctions cellulaires. Les éditeurs notent que les personnes souffrant d'insuffisance cardiaque congestive présentent fréquemment des carences en magnésium, ce qui peut nuire à leurs résultats cliniques.

Les personnes qui prennent des suppléments de magnésium rapidement après avoir subi une crise cardiaque sont moins susceptibles de mourir. Le magnésium est parfois utilisé par les professionnels de la santé pour traiter l'insuffisance cardiaque congestive (ICC) et réduire le risque d'arythmie ou de rythme cardiaque irrégulier.

Une méta-analyse suggère que consommer plus de magnésium pourrait réduire l'incidence des accidents vasculaires cérébraux. Selon leurs résultats, le risque d'accident vasculaire cérébral diminuait de 2 % pour 100 mg de magnésium supplémentaire pris quotidiennement.

4.   Maux de tête causés par les migraines

Les maux de tête peuvent être prévenus ou atténués par un traitement au magnésium. En effet, un faible taux de magnésium peut avoir un impact sur les neurotransmetteurs et limiter la constriction des vaisseaux sanguins, deux choses que les professionnels de la santé associent à la migraine. Les niveaux de magnésium dans le sang et les tissus corporels des personnes souffrant de migraine peuvent être inférieurs à ceux des personnes normales. Une migraine peut entraîner de faibles niveaux de magnésium dans le cerveau d'une personne.

Selon une revue systématique, une supplémentation en magnésium pourrait aider à éviter les migraines. La revue indique que la consommation de 600 mg de citrate de magnésium semble être une mesure préventive sûre et pratique.

5.   Syndrome prémenstruel

De plus, le magnésium pourrait être impliqué dans le syndrome prémenstruel (SPM). Selon le Collège américain des obstétriciens et gynécologues, la prise de suppléments de magnésium peut aider à atténuer les symptômes du syndrome prémenstruel, notamment les douleurs mammaires et les ballonnements.

6.   **Glutathion antioxydant**

Le glutathion antioxydant, essentiel au fonctionnement du système immunitaire et aux processus de détoxification, est synthétisé à partir du magnésium.

Sources de magnésium

1. Blé : Achetez du pain de blé entier à l'épicerie et remplacez la farine blanche par de la farine de blé entier lors de la cuisson. Il est conseillé de sélectionner des céréales et des produits de boulangerie à base de grains entiers, car le blé transformé perd du magnésium. Le poisson, la viande et les fruits les plus courants sont pauvres en magnésium.

2. Épinards : Comme les autres légumes-feuilles foncés, les épinards sont riches en nutriments.

3. Quinoa : Le quinoa est cuit et consommé de la même manière que le riz. Il est réputé pour sa teneur élevée en protéines et en minéraux, entre autres bienfaits pour la santé.

4. Cacahuètes, noix de cajou et amandes. Vous pouvez ajouter de la texture et du goût à de nombreuses recettes en y ajoutant ces noix grillées.

5. Chocolat noir : Recherchez du chocolat noir à 70 % de cacao.

6. Haricots noirs : Bien que tous les haricots soient sains, les haricots noirs sont les plus riches en magnésium.

7. Edamame : Les haricots edamame sont des graines de soja encore dans leurs cosses. Ils peuvent être consommés seuls ou ajoutés à une recette ; ils sont généralement cuits ou cuits à la vapeur.

8. Avocat : Riches en graisses et en magnésium bons pour le cœur et le cerveau, les avocats constituent un excellent choix alimentaire. En plus d'avoir plus de potassium que les bananes, les avocats sont riches en vitamines B et en vitamine K.

9. Tofu : Si vous êtes végétarien ou si vous souhaitez simplement essayer quelque chose de différent, le tofu constitue une excellente alternative à la viande.

10. Yaourt cultivé: Riche en nutriments, le yaourt fermenté contient du magnésium et constitue une excellente source de protéines. Sans oublier qu'il contient des probiotiques bons pour l'intestin, beaucoup de vitamines et de minéraux et des acides gras oméga-3.

11. Légumineuses : Les haricots, les lentilles, les pois chiches, les pois et le soja font partie de la famille des légumineuses riches en nutriments. Avec du lait de soja.

12. Beurre de cacahuète

13. Pommes de terre pelées (pommes de terre avec peau)

14. Riz brun cuit/bouilli

15. Graines : Les graines ont de nombreux bienfaits pour la santé. La quantité de magnésium est également élevée dans divers types de graines, notamment les graines de chia, de citrouille et de lin. Les graines de citrouille sont une source particulièrement excellente de magnésium. De plus, les graines sont une bonne source de fer, d'acides gras oméga-3 et de graisses monoinsaturées.

16. Certains poissons gras : Le saumon, le maquereau et le flétan ne sont que quelques-uns des fruits de mer riches en magnésium. Une consommation accrue de poissons gras a été associée à un risque plus faible de maladies cardiaques et d'autres maladies chroniques.

17. Bananes : L'un des fruits les plus consommés dans le monde est la banane. La principale raison de leur popularité est leur teneur élevée en potassium, qui a été associée à un risque plus faible de maladie cardiaque et à une baisse de la tension artérielle. Le magnésium est également abondant dans les bananes.

Le magnésium est un macronutriment essentiel qui est important pour diverses fonctions corporelles, notamment la santé de l'humeur, des muscles, des neurones et des os.

Des études ont associé divers cas de santé à des niveaux insuffisants de magnésium. Un médecin peut suggérer de prendre des suppléments de magnésium si un patient ne peut pas obtenir quotidiennement une quantité suffisante de minéraux provenant de son alimentation.

Âge	Recommandation quotidienne
1-3 ans	80mg
4-8 ans	130mg
9-13 ans	240mg
14-18 ans	360 mg
19-30 ans	310 mg
31-50 ans	320 mg
51 ans et au-delà	320 mg

Fer

Aux États-Unis, jusqu'à cinq millions de femmes adultes souffrent de carence en fer, l'une des carences nutritionnelles les plus fréquentes. Doté de nombreux bienfaits pour la santé, le fer est un minéral vital pour votre organisme.

Votre corps a besoin de fer pour fabriquer de la myoglobine, une protéine qui aide à fournir de l'oxygène aux cellules de vos muscles, et de l'hémoglobine, qui aide les globules rouges (GR) à déplacer l'oxygène dans tout le corps.

Le fer est essentiel car les globules rouges distribuent l'oxygène dans tout le corps, notamment pendant la grossesse lorsque le volume sanguin augmente. En raison des pertes de sang menstruelles, de la grossesse et de l'allaitement, les femmes ont besoin de plus de fer que les hommes.

Bien que le lien entre le fer et la fertilité soit parfois négligé, une carence en fer affecte considérablement la capacité d'une personne à tomber enceinte et à mener une grossesse en toute sécurité. L'insuffisance pondérale à la naissance, le travail prématuré, l'infertilité et les fausses couches sont tous liés à une carence en fer.

Les baisses des taux de fer liées à la grossesse augmentent la possibilité que le fœtus ne se développe pas normalement. Dans le pire des cas, une fausse couche pourrait en résulter.

En plus de connaître une inadéquation anovulatoire, une hypo-ovulation et une mauvaise santé des ovules, les femmes ayant un faible taux de fer sont également plus susceptibles de souffrir d'anovulation, ce qui peut rendre la grossesse jusqu'à 60 % plus difficile.

Tout au long de votre grossesse, votre enfant à naître commencera à vous manquer de fer ; si vous en avez des quantités insuffisantes, vous courez le risque de développer une anémie.

Le fer alimentaire se décline en deux variétés : le fer hémique et le fer non hémique. Le fer hémique se trouve dans les farines animales, notamment les viandes rouges, le poisson et la volaille, et est obtenu à partir de la protéine des globules rouges qui transporte l'oxygène vers les cellules. Les aliments végétaux comme les lentilles, les haricots, les raisins secs, les abricots secs et la mélasse noire contiennent du fer non héminique.

Le fer, cependant, a deux côtés : il en faut juste assez, mais pas en quantité excessive. La consommation d'aliments riches en vitamine C en plus de sources de fer non héminiques peut améliorer considérablement l'absorption du fer.

Un régime végétarien doit également prendre en compte les aliments et les médicaments qui peuvent inhiber ou diminuer l'absorption du fer. Par exemple, les femmes qui ont leurs règles peuvent avoir besoin de prendre des suppléments pour remplacer le sang qu'elles perdent mensuellement, alors que d'autres femmes ménopausées ne le font pas.

Avantages du fer

Le système immunitaire, le système digestif, l'énergie et l'attention en général, ainsi que la régulation de la température corporelle ne sont que quelques-unes des nombreuses fonctions corporelles essentielles soutenues par le fer.

Jusqu'à ce qu'une femme souffre d'une carence en fer, les bienfaits de ce minéral sont parfois négligés. L'essoufflement, la peau pâle, les palpitations cardiaques et l'épuisement sont tous des symptômes de l'anémie ferriprive.

- **Une grossesse heureuse et en bonne santé :** Pendant la grossesse, il y a une augmentation significative de la quantité de sang et de la formation de globules rouges pour fournir au fœtus en développement nutrition et oxygène. Le fer devient ainsi de plus en plus demandé. Bien que l'organisme optimise généralement sa capacité à absorber le fer pendant la grossesse, une insuffisance en fer peut résulter d'une consommation insuffisante de fer ou d'autres variables ayant un impact sur l'absorption du fer.

Un faible stockage de fer, un faible poids à la naissance et un retard du développement cognitif ou comportemental du bébé sont tous associés à un apport insuffisant en fer pendant la grossesse. Étant donné que le fer renforce également le système immunitaire, les femmes enceintes qui ont de faibles niveaux de fer peuvent être plus vulnérables aux infections.

- **Énergie:** La capacité du corps à utiliser efficacement l'énergie peut être affectée par une alimentation pauvre en fer. Le fer est essentiel à la performance physique et mentale car il transporte l'oxygène vers les muscles et le cerveau. De faibles niveaux de fer peuvent entraîner une diminution de l'endurance, une irritation accrue et des difficultés de concentration.

- **Résultats sportifs améliorés :** Comparés aux personnes qui ne mènent pas un mode de vie actif, les athlètes, en particulier les jeunes athlètes féminines, sont plus susceptibles de souffrir d'une carence en fer. Les coureuses de fond et autres athlètes féminines d'endurance semblent y être plus sensibles. Les experts conseillent aux athlètes féminines d'endurance d'augmenter leur apport quotidien en fer élémentaire à 10 mg, ce qui correspond à l'apport journalier actuellement recommandé.

Les athlètes carencés en fer sont moins performants sur le terrain et ont un système immunitaire affaibli. En raison de la capacité réduite du corps à fournir de l'oxygène aux muscles lors d'un effort physique, un déficit en hémoglobine peut altérer considérablement les performances.

Ressources pour le fer

En raison de sa biodisponibilité limitée, de grandes quantités de fer ne sont pas facilement absorbées par l'intestin grêle. Cela soulève la possibilité d'une insuffisance et réduit sa facilité d'utilisation. Il est intéressant de noter que votre corps stocke une certaine quantité de fer, ce qui influence la quantité absorbée.

Ces repas nutritifs sont riches en fer :

1. **Palourdes en conserve :** Les crustacés sont un aliment délicieux et sain. La teneur en fer est élevée dans tous les crustacés, mais les palourdes, les huîtres et les moules en sont des sources particulièrement riches. La quantité de fer contenue dans les palourdes varie considérablement. Le fer hémique, présent dans les crustacés, est absorbé par l'organisme plus facilement que le fer non hémique, présent dans les plantes.

2. **Épinard:** Faibles en calories et riches en nutriments, les épinards présentent plusieurs avantages pour la santé. Bien que les épinards contiennent du fer non hémique, qui est mal absorbé, ils contiennent également beaucoup de vitamine C. Ceci est crucial car la vitamine C augmente considérablement l'absorption du fer. De plus, les caroténoïdes, abondants dans les épinards, ont des propriétés anti-inflammatoires, anticancéreuses et protectrices des yeux.

3. **De la viande organique:** comme le foie, sont incroyablement riches en nutriments. Les types populaires riches en fer comprennent ceux du foie, des reins, du cerveau et du cœur. Les abats sont également très riches en protéines et constituent une bonne source de cuivre, de sélénium et de vitamines B. De plus, les

abats sont l'une des meilleures sources de choline, une vitamine essentielle à la santé du foie et du cerveau, mais souvent déficiente dans l'alimentation.

4.	**Les légumineuses :** Les légumineuses riches en nutriments sont un excellent choix. Les légumineuses se déclinent en une gamme de variétés populaires, notamment les haricots, les lentilles, les pois chiches, les pois et le soja. Ils constituent une excellente source de fer, notamment pour les végétariens. Vous pouvez simplement augmenter votre apport en fer en mangeant des haricots comme les haricots blancs, les haricots rouges et les haricots noirs. De plus, les légumineuses sont une bonne source de potassium, de magnésium et de folate. Les légumineuses pourraient aider à perdre du poids. Ils contiennent beaucoup de fibres solubles, qui contribuent à réduire l'apport énergétique, à augmenter la sensation de satiété et à soutenir une bonne flore intestinale, ce qui a tous un impact sur le poids, l'inflammation et le risque de maladie chronique.

Associez les légumineuses à des repas riches en vitamine C comme les agrumes, les légumes verts ou les tomates pour optimiser l'absorption du fer.

5.	**Viande rouge:** C'est riche en nutriments et épanouissant. Des études ont indiqué que les femmes qui consomment régulièrement de la viande, du poulet et du poisson peuvent avoir un risque moindre de carence en fer. La viande rouge peut être un aliment crucial pour les femmes sensibles à l'anémie, car il s'agit de la forme de fer héminique la plus facilement disponible.

Des études révèlent que les femmes qui consomment moins de 2 onces de viande rouge par jour sont plus susceptibles d'avoir un apport insuffisant en zinc, en fer, en vitamine B12, en potassium et en vitamine D que les femmes qui en mangent entre 2 et 3 onces par jour. Les protéines, le zinc, le sélénium et plusieurs vitamines B sont également suffisants dans la viande.

6.   **Graines de citrouille:** Les graines de citrouille sont une collation délicieuse et pratique. Le fer se trouve en bonne quantité dans les graines de citrouille. C'est également une excellente source de manganèse, de zinc et de vitamine K. De plus, ils sont parmi les meilleurs endroits pour obtenir du magnésium, qui fait souvent défaut dans les régimes alimentaires. Le magnésium peut réduire votre risque de dépression, de diabète et de résistance à l'insuline.

7.   **Quinoa:** Connu pour ses qualités riches en fer, le quinoa est une céréale largement consommée. Le quinoa est une option fantastique pour les personnes souffrant de la maladie coeliaque ou d'autres types d'intolérance au gluten, car il ne contient pas de gluten. En plus d'être riche en folate, magnésium, cuivre,

manganèse et de nombreux autres minéraux, le quinoa a une teneur en protéines plus élevée que beaucoup d'autres céréales.

Le quinoa possède également plus de propriétés antioxydantes que beaucoup d'autres céréales. Les radicaux libres, produits au cours du métabolisme et en réaction au stress, peuvent endommager vos cellules. Les antioxydants peuvent aider à empêcher que cela se produise.

8.   **Dinde:** La viande de dinde est délicieuse et saine. De plus, il contient beaucoup de fer, notamment dans la viande de dinde noire. La teneur en fer est plus élevée dans la dinde brune que dans la dinde blanche. La dinde et d'autres repas riches en protéines augmentent votre taux métabolique après un repas et vous aident à vous sentir rassasié. Leur consommation peut donc vous aider à perdre du poids. Consommer beaucoup de protéines peut également aider à stopper la perte musculaire qui se produit à mesure que les femmes vieillissent et perdent du poids.

9.   **Brocoli:** Connu pour ses qualités riches en fer, le brocoli est un légume très sain. De plus, le brocoli contient de la vitamine C, qui améliore l'absorption du fer par l'organisme. Il contient cinq grammes de fibres, un peu de vitamine K et une teneur élevée en folate. Les choux de Bruxelles, le chou frisé, le chou, le chou-fleur et le brocoli font tous partie de la famille des légumes crucifères, qui contient également du brocoli.

Les produits chimiques végétaux appelés glucosinolates, sulforaphane et indole se trouvent dans les légumes crucifères et sont censés prévenir le cancer.

dix. **Tofu:** Populaire parmi les végétaliens et dans de nombreux pays asiatiques, le tofu est un plat à base de soja. C'est une excellente source de fer. De plus, le tofu est une excellente source de protéines, de calcium, de magnésium, de sélénium et de thiamine.

Les isoflavones sont des molécules spéciales présentes dans le tofu qui ont été associées à un risque réduit de maladie cardiaque, à une meilleure sensibilité à l'insuline et à l'atténuation des symptômes de la ménopause.

11. **Chocolat noir:** Riche et savoureux, le chocolat noir regorge de nutriments. C'est un excellent fournisseur de magnésium, de cuivre et de fer. De plus, il contient des fibres prébiotiques, qui nourrissent les bactéries bénéfiques de votre intestin. Une activité antioxydante significative est présente à la fois dans la poudre de cacao et dans le chocolat noir, comparable à celle des extraits de baies et de cerises. De plus, des études ont démontré que le chocolat réduit le cholestérol et peut réduire les risques de crise cardiaque et d'accident vasculaire cérébral.

Pour en tirer le meilleur parti, il est conseillé d'ingérer du chocolat contenant au moins 70 % de cacao.

12.   **Poisson:** Le poisson est un aliment très riche en nutriments et certains types, comme le thon, sont particulièrement riches en fer. Les acides gras oméga-3, une sorte de lipide sain pour le cœur et associé à plusieurs avantages pour la santé, sont également abondants dans le poisson.

Plus précisément, des études ont démontré que les acides gras oméga-3 favorisent une croissance et un développement sains, améliorent la fonction immunologique et améliorent la santé du cerveau.

En plus du thon, vous pouvez également inclure d'autres poissons riches en fer dans votre alimentation, comme l'aiglefin, le maquereau et les sardines.

Votre corps ne peut pas générer de fer par lui-même, vous devez donc consommer régulièrement cet élément vital. Il convient toutefois de mentionner que certaines femmes devraient limiter leur consommation de viande rouge et d'autres aliments riches en fer héminique.

Néanmoins, la majorité des femmes peuvent facilement contrôler la quantité de ce qu'elles ingèrent. Rappelez-vous que si vous ne consommez ni viande ni poisson, vous pouvez augmenter la quantité de fer absorbée en mangeant des sources de fer d'origine végétale ainsi qu'une source de vitamine C.

Âge	Recommandation quotidienne
9-13 ans	8 mg
14-18	15mg
19-50	18 mg
51 ans et au-delà	8 mg
Femme enceinte	27mg
Mère allaitante âgée de 14 à 18 ans	10mg
Mère qui allaite âgée de 19 ans et plus	9 mg

ZINC

Votre corps a besoin de zinc pour produire de nouvelles cellules et lutter contre les maladies. Il est essentiel à la production de l'ADN, le code génétique qui traverse chaque cellule de votre corps, et à la réparation des blessures.

Vous pourriez subir des conséquences néfastes telles que la perte de cheveux, la perte de vigilance et une diminution du goût et de l'odorat si votre alimentation est carencée en zinc. Bien que cela soit rare aux États-Unis, certaines personnes souffrent encore d'une carence en zinc.

Le zinc est un nutriment nécessaire qui intervient dans de nombreuses fonctions corporelles essentielles.

Le zinc a bien plus d'avantages que le simple fait de vous aider à rester en bonne santé. Le zinc est un antioxydant et également un minéral important dont le corps humain a besoin pour de nombreuses fonctions physiologiques.

Avantages pour la santé

1. Il favorise une immunité saine : Le zinc est nécessaire à un système immunitaire fort car il contribue à la croissance et au fonctionnement des cellules immunitaires, stimule la lutte de l'organisme contre les virus susceptibles de causer des maladies et contrôle une réaction immunitaire saine. En raison de ses puissantes propriétés immunitaires et stimulantes des globules blancs, ce minéral est surtout connu pour sa capacité à prévenir et à raccourcir la durée des rhumes.

2. Il réduit l'inflammation : Les propriétés anti-inflammatoires et cicatrisantes du zinc peuvent aider à lutter contre diverses affections, notamment l'acné et la peau malsaine. La surveillance de l'inflammation est cruciale, car l'inflammation chronique peut augmenter le risque de maladie cardiaque, de diabète de type 2, d'obésité et de divers types de cancer.

3. Il renforce les os : Le zinc est un minéral nécessaire au développement et au maintien d'os sains, ce qui est crucial pour prévenir les fractures et les maladies comme l'ostéoporose. Le zinc aide à contrôler les processus de remodelage osseux qui ont lieu au cours de la vie et améliore l'activité des cellules impliquées dans la production de nouvel os.

4. Il est crucial pour la santé reproductive : Vous pourriez être surpris de voir à quel point un régime alimentaire peut affecter la fonction et l'équilibre de vos hormones, ce qui affecte votre système reproducteur. Le zinc favorise une fonction ovarienne saine et contribue à l'équilibre hormonal. De nombreuses enzymes du corps dépendent du zinc pour fonctionner correctement. Il aide également à réguler les hormones et il a même été démontré qu'il stimule la fertilité.

5. Il améliore la perception de l'odorat et du goût : Ce minéral soutient la santé des récepteurs olfactifs et des papilles gustatives, ce qui affecte la façon dont nous ressentons les saveurs et les parfums. Cela suggère que le zinc pourrait être bénéfique pour les femmes souffrant de malnutrition ou qui suivent un traitement contre le cancer, car il pourrait soulager les problèmes d'appétit.

6. C'est excellent pour votre cerveau : Il soutient la fonction des neurotransmetteurs et les processus cognitifs, qui contribuent à la puissance cérébrale. Selon certaines recherches, le zinc pourrait même offrir une protection contre les maladies neurodégénératives comme la maladie d'Alzheimer et le déclin cognitif lié à l'âge.

7. Il favorise la cicatrisation des plaies : Le zinc possède des propriétés curatives qui soutiennent le développement du collagène et la santé cellulaire. Il est bénéfique pour les petites et grandes blessures. Prendre plus de ce minéral peut contribuer à une guérison meilleure et plus rapide des coupures, éraflures et autres douleurs.

8. C'est bénéfique pour votre peau : Les qualités antioxydantes du zinc réduisent le stress oxydatif et protègent les cellules des dommages causés par les radicaux libres. Les propriétés anti-inflammatoires du zinc contribuent également à l'amélioration de l'acné.

9. Il améliore la santé oculaire : Le zinc fait partie d'un groupe de vitamines et de minéraux susceptibles de ralentir la progression de la dégénérescence maculaire liée à l'âge. Cela affecte également la santé générale des yeux, notamment de la rétine. La mélanine, un pigment qui aide à protéger les yeux des rayons ultraviolets (UV) nocifs, est synthétisée avec le zinc.

10. Il contribue à la santé cardiaque : en régulant la tension artérielle et en aidant au maintien de vaisseaux sanguins sains, tous deux nécessaires à un cœur sain. Une carence en zinc a été associée dans certaines études à un risque plus élevé de maladies cardiovasculaires.

11. Il maintient une glycémie régulée : La recherche indique que le maintien d'une glycémie saine est crucial pour minimiser les complications chez les personnes atteintes de diabète. Le zinc est un minéral qui peut contribuer à la régulation de la glycémie. Le zinc joue un rôle dans la production, le stockage et l'élimination de l'insuline, une hormone qui aide à contrôler la glycémie.

Sources de zinc

1. Viande : L'une des meilleures sources de zinc est la viande. Bien que toutes les viandes, y compris le bœuf, l'agneau et le porc, contiennent du zinc, la viande rouge en est une particulièrement bonne source. Il est important de se rappeler que la consommation excessive de viande rouge (en particulier de viande transformée) est associée à un risque plus élevé de maladies cardiaques et de plusieurs types de cancer.

Cependant, ce n'est probablement pas un problème si vous mangez des viandes rouges non transformées dans le cadre d'un régime riche en fruits, légumes et fibres et si vous limitez votre consommation de viandes transformées.

2. Coquillages : Les fruits de mer contiennent des sources de zinc saines et faibles en calories. Des concentrations particulièrement élevées sont observées dans les huîtres. Les autres crustacés sont néanmoins des sources importantes de zinc, même s'ils en contiennent moins que les huîtres. Pour réduire les risques d'intoxication alimentaire pendant la grossesse, assurez-vous de faire bouillir complètement les crustacés avant de les consommer.

3. Les légumineuses : Les légumineuses, comme les haricots, les lentilles et les pois chiches, sont une bonne source de zinc. Mais les phytates sont également présents dans les légumineuses. Le zinc des légumineuses n'est pas absorbé aussi bien qu'il le serait s'il provenait de produits d'origine animale, car ces antinutriments empêchent la digestion du zinc et d'autres éléments. Malgré cela, ceux qui suivent un régime végétalien ou végétarien peuvent constater que les légumineuses sont une source importante de zinc. Ils constituent également d'excellents ajouts aux soupes, ragoûts et salades en tant que source de fibres et de protéines.

Le zinc peut être rendu plus biodisponible en chauffant, en germinant, en trempant ou en fermentant des légumineuses et d'autres sources végétales du minéral.

4. Graines : L'ajout de graines à votre alimentation peut vous aider à consommer plus de zinc et constituent un complément riche en nutriments. Les graines de sésame, de citrouille, de courge et de chanvre sont de bonnes sources de zinc. Les graines vous fournissent plus de zinc et constituent également une bonne source de fibres, de graisses saines, de vitamines et d'autres minéraux. Leur consommation dans le cadre d'une alimentation équilibrée est également associée à de nombreux avantages pour la santé, tels qu'une diminution du cholestérol et de la tension artérielle.

Essayez d'inclure des graines dans les salades, les soupes, les yaourts et d'autres plats pour augmenter la quantité de graines dans votre alimentation.

5. Noix, y compris les arachides : Les noix riches en zinc comprennent les amandes, les noix de cajou et les pignons de pin.

Bien qu'elles soient classées parmi les légumineuses, les cacahuètes contiennent également du zinc. Les noix sont riches en fibres, en graisses saines et en une variété d'autres vitamines et minéraux. Si vous recherchez une noix riche en zinc, les noix de cajou sont une option fantastique. De plus, les noix peuvent contribuer à réduire les facteurs de risque de maladies cardiaques et de cancer, entre autres maladies.

6. Produits laitiers : Le zinc fait partie des nombreux minéraux présents dans les produits laitiers. Le lait et le fromage sont deux sources importantes de zinc. La majorité du zinc contenu dans ces produits peut être absorbée par votre corps car ils contiennent des niveaux élevés de zinc biodisponible. Les protéines, le calcium et la vitamine D font partie des autres nutriments essentiels présents dans les produits laitiers et bénéfiques pour la santé des os.

7. Oeufs : Les œufs peuvent vous aider à atteindre votre objectif quotidien car ils contiennent une quantité raisonnable de zinc. En plus de nombreux autres nutriments comme les protéines, les bons gras, les vitamines B, le sélénium et la choline, un gros œuf fournit 5 à 7 % de l'apport quotidien en zinc.

8. Céréales entières : Le zinc se trouve dans divers grains entiers, notamment le quinoa, le riz, l'avoine et le blé. Les phytates de céréales, comme ceux que l'on trouve dans les légumineuses, se lient au zinc et diminuent son absorption. Les grains raffinés ont tendance à contenir moins de zinc que les grains entiers, qui contiennent plus de phytates. Ils sont néanmoins bien plus sains pour vous. De plus, ils constituent une excellente source de nombreux minéraux vitaux, notamment le magnésium, le fer, le phosphore, le manganèse, le sélénium, les fibres et les vitamines B.

La consommation de grains entiers a été associée à de nombreux avantages pour la santé, comme un risque plus faible de maladies cardiaques et de diabète de type 2, ainsi qu'une durée de vie plus longue.

9. Certains légumes : Les fruits et légumes ne contiennent généralement pas la plus forte concentration de zinc. Certains légumes peuvent vous aider à combler vos besoins quotidiens en quantité modérée, surtout si vous ne consommez pas de viande. Une grosse pomme de terre normale représente 14 % de l'apport quotidien pour les femmes. Certains légumes, comme les haricots verts et le chou frisé, ont des pourcentages plus faibles ; pour les femelles, les deux légumes fournissent plus de 3,5 % de la VQ.

Malgré leur faible teneur en zinc, les légumes n'en constituent pas moins un élément essentiel d'une alimentation saine. Une alimentation riche en légumes a été associée à un risque moindre de maladies à long terme comme le cancer et les maladies cardiaques.

10. Chocolat noir : Bien qu'il contienne beaucoup de sucre et de calories, le chocolat noir contient une quantité respectable de zinc. Il est conseillé de consommer du chocolat noir avec parcimonie plutôt que comme principal apport en zinc.

Le zinc est un minéral nécessaire et en manger suffisamment est essentiel pour rester en bonne santé. Une alimentation diversifiée et riche en aliments qui sont de bonnes sources de zinc, comme la viande, le poisson, les légumineuses, les graines, les noix et les produits laitiers, est la meilleure approche pour vous assurer d'en consommer suffisamment.

Vous pouvez intégrer ces éléments délicieux et simples à votre alimentation. Si vous craignez que votre alimentation ne fournisse pas suffisamment de zinc, envisagez de consulter un médecin pour connaître la possibilité de prendre un supplément.

Âge	RECOMMANDATION QUOTIDIENNE
0-6 mois	2 mg
7-12 mois	3 mg
1-3 ans	3 mg
4-8 ans	5 mg
9-13 ans	8mg
14-18 ans	9mg
19 ans et au-delà	8mg
Femmes enceintes	11mg
Mère qui allaite	12mg

CHAPITRE 4

NUTRIMENTS SPÉCIALISÉS POUR LES FEMMES

En raison des variations physiologiques et hormonales entre les femmes et les hommes, les femmes ont des besoins nutritionnels différents. Pour répondre à ces besoins alimentaires spécifiques, les femmes peuvent inclure quelques micronutriments dans leur alimentation afin de favoriser leur santé générale et éventuellement même de contribuer à la prévention de certaines maladies. En raison de la nature dynamique et variable des besoins alimentaires des femmes, une stratégie ciblée est nécessaire pour garantir un bien-être et une santé optimaux.

Connaître et inclure ces nutriments spécifiques dans l'alimentation d'une femme peut faire une grande différence dans son bien-être général, son énergie et sa capacité à se remettre des revers de sa vie.

Les éléments suivants font partie des nutriments spécialisés :

A. FOLATE

Le folate est une vitamine B qui apparaît naturellement dans certains aliments et est souvent appelée vitamine B-9. Le type de folate ajouté par les fabricants aux suppléments vitaminiques et aux aliments enrichis en nutriments est appelé acide folique. Les jeunes femmes sont plus susceptibles de développer une anémie par carence en folate et, parmi ses nombreux autres avantages, le folate est essentiel au développement des globules rouges.

Bien qu'il existe une petite distinction, l'acide folique est parfois appelé folate. Toutes les formes B9 présentes naturellement dans les aliments sont appelées folate. Les agrumes, les légumes verts à feuilles et les haricots sont des aliments riches en folate. Le dihydrofolate (DHF), le tétrahydrofolate (THF) et le 5-méthyltétrahydrofolate (5-MTHF) sont trois formes différentes de folate.

À l'inverse, l'acide folique est la version artificielle du folate. Il est ajouté aux aliments emballés et utilisé dans les vitamines prénatales et les compléments alimentaires. D'autres formes de folate, comme le 5-MTHF, sont disponibles sous forme de suppléments et peuvent être trouvées dans l'alimentation. Cependant, ceux-ci ne sont pas synonymes d'acide folique. La seule forme de folate dont il a été démontré qu'elle prévient les anomalies du tube neural est l'acide folique.

Avantages de l'acide folique

Les femmes de tous âges peuvent bénéficier des bienfaits de l'acide folique pour la santé. Il est utilisé à plusieurs fins, telles que :

I. Prévenir les anomalies congénitales et les difficultés liées à la grossesse : L'acide folique est crucial avant et pendant la grossesse. Il protège contre les anomalies du tube neural, qui incluent des affections telles que l'anencéphalie et le spina bifida qui affectent le cerveau et la moelle épinière. Avant même que vous réalisiez que vous êtes enceinte, ces défauts commencent à se manifester dans les premières semaines suivant la conception. Les médecins conseillent aux femmes de prendre des suppléments d'acide folique tout au long de la grossesse pour éviter d'autres anomalies fœtales et problèmes liés à la grossesse.

ii. Prévenir les signes d'une pénurie de folate : Si vous ne consommez pas suffisamment d'acide folique et de folate, ou si vous souffrez d'un problème de santé qui empêche votre corps de les digérer ou de les utiliser, vous pourriez développer une carence en folate en quelques semaines seulement. Votre corps ne produira pas suffisamment de globules rouges sains sans folate, ce qui empêche les tissus de votre corps de recevoir de l'oxygène. Cela pourrait conduire au développement d'une anémie par carence en acide folique, qui se manifeste par une faiblesse et un épuisement.

iii. Favoriser la santé cérébrale : Les chercheurs ont associé de faibles niveaux de folate à un déclin des fonctions cérébrales et à un risque plus élevé de démence. De plus, des recherches indiquent qu'une supplémentation en acide folique peut aider à traiter la maladie d'Alzheimer, à atténuer les symptômes de la dépression (lorsqu'elle est associée à des antidépresseurs) et à améliorer la fonction cérébrale chez les personnes souffrant de handicap mental.

iv. Améliorer la santé cardiaque : En abaissant l'hypertension artérielle et en améliorant la circulation sanguine, l'acide folique peut contribuer à réduire le risque de développer une maladie cardiaque. Selon des études, la prise de suppléments d'acide folique peut réduire globalement le risque de maladie cardiaque de 4 % et d'accident vasculaire cérébral de 10 %.

v. Maintenir la santé après la ménopause : Les femmes ménopausées devraient continuer à viser à obtenir la dose quotidienne recommandée d'acide folique. Outre les avantages mentionnés, cela pourrait réduire le risque de développer des maladies spécifiques, notamment le cancer du côlon et du col de l'utérus. De plus, l'acide folique peut contribuer à la prévention de la polyarthrite rhumatoïde et du diabète de type 2.

Sources alimentaires de folates

Les compléments alimentaires et les aliments enrichis, comme le pain, le blé, les céréales et les céréales, contiennent de l'acide folique. Il est également fréquemment ajouté aux vitamines du complexe B. Naturellement, de nombreux aliments sont riches en folate.

Les meilleures sources comprennent :

- ☐ Foie de boeuf
- ☐ Haricots rouges
- ☐ Haricots et légumineuses
- ☐ Jus d'agrumes
- ☐ Jaunes d'œufs/œuf dur
- ☐ Pains enrichis, céréales et autres produits céréaliers
- ☐ Fruits
- ☐ Légumes verts à feuilles
- ☐ Noix et graines

<u>Recommandation quotidienne d'âge</u>

- ☐ 0-6 mois   65 mcg de DFE
- ☐ 7-12 mois   80 mcg de DFE
- ☐ 1-3 ans 150 mcg de DFE
- ☐ 4-8 ans 200 mcg de DFE
- ☐ 9-13 ans   300 mcg de DFE
- ☐ 14-18 ans   400 mcg de DFE
- ☐ 19 ans et au-delà   400 mcg de DFE
- ☐ Femme enceinte   400-800 mcg de DFE
- ☐ Les mères qui allaitent   500 mcg de DFE

N.B : DFE signifie Dietary Folate Equivalent

Il est essentiel de prendre cette vitamine quotidiennement, même si vous n'avez pas l'intention de devenir enceinte. Environ 50 % des grossesses ne sont pas désirées. Au cours des premières semaines de grossesse, avant même que de nombreuses femmes se rendent compte qu'elles sont enceintes, l'acide folique est nécessaire à la croissance du fœtus.

L'acide folique n'est utile que si vous le prenez quotidiennement. L'acide folique n'est pas stocké par votre corps comme le sont les autres vitamines et hormones. Votre corps excrétera tout acide folique restant dans votre urine. Votre corps perdra progressivement ses quantités d'acide folique si vous arrêtez de le prendre.

B. ACIDES GRAS OMÉGA-3

Une classe d'acides gras polyinsaturés appelés acides gras oméga-3 est cruciale pour la santé humaine en raison de plusieurs fonctions et avantages importants. Le développement de l'œil, des nerfs et des membranes dépend de l'acide alpha-linolénique (ALA).

La création de prostaglandines, une substance semblable à une hormone qui aide souvent à contrôler la pression artérielle, l'inflammation, les processus neurologiques, la production d'hormones et d'autres fonctions corporelles, dépend des niveaux d'acide eicosapentaénoïque (EPA) et d'acide docosahexaénoïque (DHA).

Les graisses essentielles comme l'ALA, l'EPA et le DHA ne sont pas produites par le corps humain et doivent donc être obtenues par l'alimentation. L'ALA est couramment présent dans les noix, les graines de lin et les huiles végétales (telles que les huiles de soja, de canola et de lin). Bien que l'ALA puisse être converti en acides gras à longue chaîne DHA et EPA dans le corps humain, ce processus est limité et prend du temps. Par conséquent, il est conseillé d'obtenir votre EPA et votre DHA à partir de fruits de mer, tels que les poissons gras comme le saumon et le thon, et de fruits de mer comme le crabe et les huîtres.

Les gras oméga-3 sont ceux que vous ne devriez pas éviter. Les acides gras oméga-3 sont essentiels au fonctionnement de votre corps et leurs avantages pour la santé l'emportent sur toute préoccupation liée à la prise de poids. Cependant, comme votre corps est incapable de produire des oméga-3, vous devez consommer des aliments riches en acides gras, comme le saumon, les noix et les graines de lin. Les oméga-3 réduisent généralement les risques de cancer et de maladies cardiaques. Les femmes tirent davantage profit des oméga-3, car ils protègent contre des maladies comme la polyarthrite rhumatoïde, l'ostéoporose et les douleurs menstruelles qui sont exclusives aux femmes.

Avantages des acides gras oméga 3

Le plus grand effet des acides gras oméga-3 sur la santé est associé à la santé cardiaque. Cela implique une diminution de la tension artérielle, des taux de graisse dans le sang et de la vitesse à laquelle nos artères se bouchent. Cela aide également à maintenir un rythme cardiaque normal. En plus de ces bienfaits généraux pour la santé, les femmes bénéficient particulièrement des oméga-3 pour les raisons suivantes :

1. Il aide à prévenir l'ostéoporose

L'ostéoporose est plus fréquente chez les femmes que chez les hommes, en particulier après la ménopause, lorsque les taux d'œstrogènes diminuent. Des études ont montré que les acides gras oméga-3 peuvent améliorer la densité minérale osseuse ; une étude a même émis l'hypothèse que la prise de suppléments de calcium pourrait augmenter cet avantage. Pour découvrir les avantages à long terme des acides gras oméga-3 sur la santé, une étude de plus haut calibre et à plus grande échelle serait utile, car le dosage thérapeutique de l'huile de poisson pour produire un tel impact est encore inconnu.

2. Cela maintient votre attitude joyeuse.

De plus, les oméga-3 peuvent prévenir la dépression. Des évaluations récentes ont montré que les suppléments d'oméga-3 étaient bénéfiques contre les maladies dépressives majeures, mais pas contre les troubles anxieux. Néanmoins, les scientifiques estiment que des essais supplémentaires à grande échelle et soigneusement surveillés sont nécessaires pour déterminer le dosage idéal et les avantages à long terme de l'utilisation des oméga-3 dans le traitement de la dépression.

3. Il aide à réduire l'inconfort menstruel.

La majorité des femmes ont probablement souffert de crampes menstruelles mensuelles et de douleurs abdominales ; cette condition médicale, appelée dysménorrhée, est généralement provoquée par une contraction forcée de l'utérus en réponse aux prostaglandines.

Compte tenu de leurs qualités anti-inflammatoires, les acides gras oméga-3 pourraient être utiles pour réduire les douleurs menstruelles, selon des essais contrôlés randomisés. Une étude a également révélé que la supplémentation en acides gras oméga-3 réduisait le besoin en ibuprofène, un analgésique typique.

4. Il soulage l'inconfort de la polyarthrite rhumatoïde.

Par rapport aux hommes, les femmes sont deux à trois fois plus susceptibles de développer une polyarthrite rhumatoïde (PR), qui se manifeste généralement au milieu de la vie. Lorsque le système immunitaire du corps cible la muqueuse des articulations à divers endroits, il peut provoquer une polyarthrite rhumatoïde, caractérisée par des douleurs et une inflammation.

Des évaluations systématiques indiquent qu'en raison de ses propriétés anti-inflammatoires et de la réduction conséquente du besoin en AINS, les suppléments d'huile de poisson peuvent aider à soulager les raideurs matinales, l'inconfort et l'enflure des articulations. Cependant, des recherches supplémentaires sont nécessaires car on ne sait pas encore exactement quelle quantité d'EPA et de DHA sont nécessaires pour générer un tel impact anti-inflammatoire.

5. Pourrait améliorer la santé oculaire

L'acide gras oméga-3 (DHA) est l'un des composants structurels fondamentaux de votre rétine. Cela pourrait aider à prévenir la dégénérescence maculaire, une maladie pouvant entraîner la cécité et une déficience visuelle.

6. Peut améliorer la fonction cérébrale chez le fœtus et la petite enfance.

Le développement et la croissance du cerveau du nourrisson dépendent fortement des acides gras oméga-3. Le développement de votre enfant dépend d'un apport adéquat en acides gras oméga-3 pendant la grossesse et les premières années de sa vie. Une supplémentation en acides gras oméga-3 est associée à un meilleur développement cognitif et à une diminution du risque de retards de développement.

7. Peut atténuer les symptômes du syndrome métabolique

Le syndrome métabolique est un groupe de maladies apparentées. Cela implique de faibles niveaux de (bon) cholestérol HDL, une pression artérielle élevée, des triglycérides élevés, une glycémie élevée et une obésité centrale, parfois appelée graisse abdominale. Parce que cela augmente le risque de nombreuses autres maladies, telles que le diabète et les maladies cardiaques, il s'agit d'un grave problème de santé publique. Les personnes atteintes du syndrome métabolique peuvent bénéficier grandement des acides gras oméga-3 de plusieurs manières. Ils peuvent réduire l'inflammation, augmenter le taux de sucre dans le sang et accroître plusieurs facteurs de risque de maladies cardiaques.

8. Pourrait réduire l'inflammation

Votre corps réagit naturellement aux maladies et aux blessures en devenant enflammé. C'est donc essentiel pour votre bien-être. Cependant, même en l'absence d'infection ou de dommage, l'inflammation peut parfois durer très longtemps. Nous appelons cela une inflammation chronique ou persistante. L'inflammation chronique est un facteur dans presque toutes les maladies chroniques, comme le cancer et les maladies cardiaques. Notamment, la production de produits chimiques et de substances associées à l'inflammation, comme les eicosanoïdes et les cytokines inflammatoires, peut être diminuée par les acides gras oméga-3.

9. Pourrait aider à prévenir le cancer

L'une des principales causes de décès aux États-Unis est le cancer, et on pense depuis longtemps que les acides gras oméga-3 réduisent le risque de développer plusieurs types de maladies. Selon certaines recherches plus anciennes, l'apport alimentaire le plus élevé en oméga-3 a été associé à une réduction de 55 % de l'incidence du cancer du côlon. En outre, plusieurs recherches antérieures ont établi un lien entre la consommation d'oméga-3 et un risque plus faible de cancer du sein et de la prostate.

10. Pourrait améliorer la relaxation

L'une des pierres angulaires d'une santé optimale est de dormir suffisamment. Le manque de sommeil a été associé à plusieurs maladies, telles que la dépression, le diabète et l'obésité. Selon des études, la prise d'un supplément d'oméga-3 peut protéger contre les perturbations du sommeil et améliorer plusieurs éléments du sommeil.

11. Peut aider à maintenir une peau saine

L'élément structurel de votre peau est le DHA. Il est chargé de maintenir la fermeté des membranes cellulaires, qui constituent une partie importante de votre peau. De plus, l'EPA aide votre peau de plusieurs manières, par exemple en évitant l'hyperkératinisation des follicules pileux, qui provoque l'apparition de petites bosses rouges sur le haut de vos bras, en prévenant le vieillissement prématuré de la peau et en réduisant votre risque d'acné.

Mais n'oubliez pas que cela ne signifie pas que vous devez renoncer à la crème solaire au profit de suppléments d'oméga-3.

Sources d'acides gras oméga-3

À moins qu'un médecin ne vous conseille de prendre des suppléments, manger est généralement la meilleure méthode pour obtenir des nutriments.

Les oméga-3 peuvent être obtenus à partir d'animaux des manières suivantes :

- ☐ Poissons gras (sardines, thon et saumon).
- ☐ Plus de fruits de mer, notamment de crevettes et d'huîtres,
- ☐ Les œufs, notamment ceux enrichis en oméga-3
- ☐ huiles de foie de poisson, comme l'huile de foie de morue

Substituts végétaux oméga-3.

- ☐ Graines de Chia
- ☐ Huile de canola
- ☐ je suis du pétrole
- ☐ Noix
- ☐ La graine de lin
- ☐ haricots rouges

La plupart des gens peuvent obtenir leur apport quotidien recommandé en acides gras oméga-3 à partir de leur alimentation. Bien que l'augmentation de votre consommation d'oméga-3 et d'huile de poisson puisse avoir certains avantages pour la santé, il est généralement préférable d'avoir une alimentation riche en divers nutriments. Pour s'assurer que la prise de suppléments est sûre, toute personne envisageant de le faire doit d'abord en parler à un professionnel de la santé.

C. ANTIOXYDANTS

Les antioxydants sont des composés qui protègent votre corps des effets néfastes des radicaux libres, qui sont des molécules instables. Lorsque des électrons, qui sont des particules chargées, sont ajoutés ou retirés des atomes de votre corps, des radicaux libres sont créés.

Tous les radicaux libres ne sont pas nocifs. Ils sont essentiels à de nombreux processus biologiques, comme la division cellulaire. Ils soutiennent également la communication entre les cellules et aident l'organisme à se défendre contre les infections.

Cependant, un excès de radicaux libres peut causer des dommages importants aux cellules de tout le corps. Le diabète, l'hypertension artérielle, les maladies cardiaques et le cancer peuvent tous être aggravés par cette situation.

En réalité, le terme « antioxydant » fait référence aux propriétés collectives d'une variété de produits chimiques. Les antioxydants sont souvent présentés comme une seule catégorie, mais en réalité, ils appartiennent à une grande famille. Les antioxydants comprennent le bêta-carotène, la vitamine C, la vitamine E et la vitamine A. Il en existe de nombreux autres, chacun présentant des avantages particuliers. Chacun peut communiquer avec les autres et jouer un rôle spécifique en facilitant le fonctionnement optimal du corps.

Les antioxydants ne sont pas interchangeables ; chacun a un objectif distinct. C'est pour cette raison qu'il est important d'avoir une alimentation variée.

Avantages des antioxydants pour la santé

Une substance qui empêche l'oxydation est connue sous le nom d'antioxydant. Il existe de nombreux aliments riches en antioxydants, allant de la citrouille aux myrtilles et bien plus encore. Les antioxydants préviennent ou atténuent les dommages oxydatifs en éliminant les radicaux libres des cellules corporelles. Parmi les avantages des antioxydants figurent :

1. Ils éliminent le stress oxydatif

Le stress oxydatif, un type de stress physiologique, est provoqué par un déséquilibre entre la génération et l'accumulation d'espèces réactives à l'oxygène dans les cellules et les tissus. Des études indiquent que le stress oxydatif peut jouer un rôle dans le développement de maladies telles que le diabète, le cancer, les syndromes métaboliques, l'athérosclérose et les maladies cardiovasculaires. Vous pouvez éviter le stress oxydatif en mangeant des antioxydants, ce qui peut vous aider à réussir dans de nombreux aspects de votre santé.

2. Ils aident à prévenir les maladies

Le stress oxydatif est lié au potentiel de la majorité des antioxydants à prévenir les maladies. Des études révèlent que les antioxydants peuvent aider à maintenir une activité cellulaire régulière et à fournir une protection supplémentaire contre les maladies en réduisant le stress oxydatif. Dans de nombreux cas, les antioxydants ont été associés à une diminution de l'incidence des troubles métaboliques, du cancer, des tumeurs, du diabète, de l'athérosclérose et des maladies cardiovasculaires.

3. Ils contribuent au bien-être oculaire

Augmenter la quantité d'aliments riches en antioxydants dans votre alimentation peut réduire considérablement votre risque de développer une cataracte et une dégénérescence maculaire liée à l'âge, deux maladies oculaires graves.

Il a été démontré que les antioxydants retardent potentiellement la progression de la dégénérescence maculaire liée à l'âge. Ces qualités sont également largement reconnues pour le bêta-carotène et la vitamine E.

4. Ils soutiennent l'activité cérébrale

Saviez-vous que le cerveau est plus vulnérable aux dommages causés par les radicaux libres que la plupart des autres systèmes corporels en raison de la quantité d'oxygène qu'il consomme pour fonctionner normalement en raison de son activité métabolique naturellement élevée ? La consommation d'antioxydants est l'un des principaux moyens par lesquels vous pouvez défendre votre cerveau contre cette agression. En particulier, les antioxydants pourraient prévenir la perte de mémoire et d'autres types de déclin cognitif. Tout cela est lié au stress oxydatif, qui a été associé à la perte de mémoire, au déclin cognitif et à la maladie d'Alzheimer.

5. Ils peuvent contribuer à améliorer la santé mentale

Les antioxydants peuvent être bénéfiques à la fois pour la santé mentale et cérébrale, malgré les différences entre les deux. Le stress oxydatif est fréquemment lié à l'anxiété et à la tristesse, selon les recherches. Une alimentation équilibrée et riche en antioxydants est l'un des ajustements de style de vie qui peut être très bénéfique pour de nombreuses personnes, même si elle ne remplace pas un traitement médical ou une thérapie appropriée en matière de santé mentale.

6. Peut minimiser l'inflammation

Vos globules blancs utilisent l'inflammation comme mécanisme de défense contre les maladies externes comme les germes. Cela ne signifie toutefois pas que cela soit toujours pratique ou nécessaire.

Les douleurs articulaires et musculaires, ainsi que les maux de tête, sont quelques-uns des signes pouvant indiquer une inflammation. Les antioxydants ont un mécanisme d'action très simple : en protégeant les cellules des dommages, ils peuvent arrêter les réactions inflammatoires indésirables avant qu'elles ne surviennent.

7. Ils facilitent les processus de vieillissement en bonne santé.

Il est temps de dissiper les mythes entourant les affirmations selon lesquelles un régime riche en antioxydants arrêterait, retarderait ou même inverserait le processus de vieillissement. Rien n'a la capacité scientifique d'arrêter le processus de vieillissement. D'un autre côté, les données suggèrent la possibilité que les antioxydants puissent favoriser un processus de vieillissement normal. Les antioxydants peuvent aider à garder le corps sain et actif à mesure que nous vieillissons, en contribuant à tout, depuis les fonctions mentales comme la prévention de la maladie d'Alzheimer et l'amélioration de la mémoire jusqu'à la prévention générale des maladies (et même en aidant à renforcer nos os).

8. Ils peuvent maintenir l'hygiène de la peau

Tant en interne qu'en externe, les antioxydants ont le potentiel de favoriser un vieillissement en bonne santé. Les antioxydants peuvent fournir une protection supplémentaire à la peau en aidant à lutter contre les dommages causés par les radicaux libres. Les antioxydants peuvent protéger contre les dommages causés par les rayons UV du soleil, qui provoquent un vieillissement prématuré et des rides, en plus de prévenir l'inflammation, ce qui peut aider à éviter des rougeurs, des gonflements et un vieillissement prématuré.

La vitamine C est l'un des antioxydants les plus utilisés et les plus puissants pour les soins de la peau. En plus de contribuer à la synthèse du collagène, la vitamine C peut aider à inverser et à prévenir la décoloration.

9. Ils contribuent à un microbiome intestinal sain

Votre corps tout entier peut être impacté par l'état de votre intestin. Votre microbiome intestinal peut avoir un impact sur tout, de votre peau à votre bien-être mental. Des études indiquent que les antioxydants peuvent réduire les niveaux de stress oxydatif intestinal en modifiant la composition des espèces de micro-organismes utiles dans l'intestin. Grâce à cela, votre santé intestinale peut bénéficier d'une base solide et bien équilibrée. Les antioxydants peuvent vous aider à vous sentir mieux de l'intérieur et ne constituent qu'un élément d'une alimentation saine et équilibrée.

Sources alimentaires d'antioxydants

Les vitamines et minéraux antioxydants sont présents en quantités variables dans différents aliments. Les antioxydants sont généralement beaucoup plus abondants dans les régimes à base de plantes que dans les viandes. Les antioxydants peuvent être trouvés dans plus d'aliments que uniquement dans les fruits et légumes. Les noix, le café et même le chocolat en contiennent. De nombreuses épices et herbes occupent également une place importante.

Les maladies cardiaques, le cancer et la perte de vision ne sont que quelques-unes des maladies liées aux radicaux libres ; Toutefois, cela ne signifie pas que consommer davantage d'antioxydants puisse prévenir ces maladies. Les sources artificielles d'antioxydants peuvent augmenter le risque de développer certains problèmes de santé.

Il est donc essentiel de rechercher des sources naturelles d'antioxydants, comme une alimentation équilibrée.

De plus, il est conseillé à toute personne envisageant d'utiliser des suppléments d'antioxydants de consulter d'abord un professionnel de la santé.

CHAPITRE 5

SANTÉ HORMONALE ET NUTRITION

Le bien-être général des gens est fortement corrélé à leur santé hormonale, et l'un des facteurs les plus importants influençant l'équilibre hormonal est la nutrition. Les hormones fonctionnent comme des messagers, contrôlant une série de fonctions physiologiques, notamment l'humeur et le métabolisme. Les femmes subissent naturellement des changements hormonaux tout au long de leurs règles, de leur grossesse et de leur ménopause, ce qui accroît l'influence des décisions alimentaires.

Il est essentiel d'adopter une alimentation riche en nutriments et bien équilibrée pour renforcer la santé hormonale. Une grande variété de repas complets, tels que des fruits, des légumes, des viandes maigres et des graisses saines, soutiennent l'équilibre hormonal et le bien-être général. Les femmes sont mieux équipées pour prendre des décisions alimentaires éclairées pour mener une vie équilibrée et saine lorsqu'elles sont conscientes de la relation complexe entre la nutrition et la santé hormonale.

L'influence de la nourriture sur les hormones

Le corps humain contient environ 200 hormones distinctes. Ce sont des messagers chimiques qui régulent plusieurs fonctions corporelles, notamment l'immunité, les menstruations, la reproduction et le métabolisme.

Certains aliments peuvent nous apporter les nutriments dont nous avons besoin pour aider notre corps à produire des hormones.

Les nutriments provenant des aliments sont nécessaires à la fabrication, au métabolisme et à la détoxification des hormones, entre autres fonctions corporelles. Par conséquent, notre équilibre hormonal peut en souffrir si nous ne mangeons pas suffisamment d'aliments corrects et riches en nutriments.

Les femmes sont toutes impactées par les fluctuations hormonales à chaque étape de la vie, et l'expérience de chaque personne est sans aucun doute unique. Des études ont indiqué qu'une alimentation à base de plantes présente plusieurs avantages biologiques et pour la santé. Il a été découvert que les repas fonctionnels et les suppléments réduisent le risque de développer des maladies chroniques comme le diabète de type 2, l'obésité, les maladies cardiaques, les accidents vasculaires cérébraux, les maladies neurologiques et certains cancers.

Il n'existe toujours pas de consensus sur quoi et comment manger, même si une alimentation bien équilibrée a un impact significatif sur de nombreux systèmes hormonaux et facettes de la santé humaine.

Une mauvaise alimentation et un mode de vie sédentaire peuvent entraîner une inflammation, qui à son tour peut provoquer des maladies. D'autres facteurs liés à l'alimentation peuvent contribuer à ce phénomène, notamment les allergies alimentaires, l'obésité et le surpoids, les habitudes de sommeil irrégulières, les problèmes digestifs, etc.

La meilleure façon d'obtenir des nutriments consiste à utiliser des aliments complets, cependant, les suppléments de vitamines peuvent aider à combler d'éventuels déficits en micronutriments liés au rétablissement de l'équilibre hormonal. Les nutriments importants qui ont un impact substantiel sur les processus métaboliques clés comprennent la vitamine D, le magnésium et les vitamines B. Le magnésium soutient non seulement la santé des muscles, mais également les processus thyroïdiens et œstrogènes. La synthèse de nos hormones vitales, dont la progestérone et les œstrogènes, et la régulation de la santé des os dépendent de la vitamine D. Par conséquent, les femmes qui ont des difficultés à procréer pourraient être plus sujettes aux carences et bénéficieraient de la prise de suppléments. De plus, les vitamines B jouent un rôle essentiel dans la production d'énergie, ce qui a un impact positif sur les résultats de reproduction. De plus, des recherches indiquent que la prise d'un supplément de vitamine B6 peut aider à atténuer les symptômes prémenstruels.

Consommez des protéines de haute qualité à chaque repas : les acides aminés, les éléments constitutifs des hormones féminines qui soutiennent la santé reproductive et contrôlent les menstruations, l'humeur et la fertilité, constituent les protéines. La recherche indique que manger plus de protéines augmente les niveaux d'hormones qui nous donnent la sensation de satiété et réduit l'effet des hormones qui nous donnent la sensation de faim.

De plus, ce macronutriment favorise le maintien d'un poids santé et aide à équilibrer la glycémie. De plus, les protéines maintiennent un microbiome intestinal équilibré et diversifié. Un intestin sain contrôle la satiété et la résistance à l'insuline, ce qui contribue à équilibrer les hormones.

Pour faciliter la régulation hormonale, incluez des sources de protéines dans tous vos repas et collations tout au long de la journée. Le poisson, le poulet, le bœuf et les produits laitiers sont des exemples de sources de protéines d'origine animale qui fournissent les neuf acides aminés essentiels. Une variété de sources végétales de protéines complètes comprennent le tempeh, le quinoa, les graines de chanvre, les graines de chia, le tofu, l'edamame, la levure nutritionnelle, le sarrasin et la spiruline. Pour obtenir une protéine végétale complète contenant les neuf acides aminés nécessaires, combinez des haricots, des noix et des graines. Une assiette de quinoa ou de sarrasin au déjeuner, quelques œufs au petit-déjeuner ou une portion de saumon au dîner sont autant de bons moyens d'augmenter la quantité de protéines dans votre alimentation. Une collation simple et riche en protéines est du yaourt grec, du houmous, du fromage cottage ou une poignée de noix.

Limiter l'utilisation du sucre ajouté : Bon nombre des effets négatifs que le sucre supplémentaire a sur notre système vous sont peut-être déjà familiers. Le contrôle hormonal est un autre domaine dans lequel le sucre ajouté fonctionne. L'hormone insuline facilite l'utilisation du sucre comme carburant par l'organisme. Cependant, la consommation excessive de sucres ajoutés peut amener notre corps à abuser de l'insuline, ce qui peut entraîner une résistance à l'insuline. Les femmes atteintes du syndrome des ovaires polykystiques (SOPK) présentent souvent une résistance à l'insuline, car l'insuline est incapable de métaboliser correctement le sucre dans leur sang, ce qui augmente leur risque de diabète de type 2. De plus, selon une étude, plus de 50 % des femmes atteintes du SOPK reçoivent un diagnostic de diabète de type 2 avant l'âge de 40 ans. Par conséquent, les femmes atteintes du SOPK doivent surveiller ce qu'elles mangent et éviter de consommer du sucre ajouté.

Vous pouvez satisfaire vos besoins sucrés de différentes manières sans utiliser de sucre raffiné.

La cannelle est une épice merveilleuse qui vous offre un parfum agréable. Il se marie à merveille avec une compote de pommes non sucrée, créant un dessert sans culpabilité. Lors de la pâtisserie, les édulcorants naturels comme les bananes, les dattes et la compote de pommes peuvent aider à augmenter le goût sucré sans augmenter le taux de sucre dans le sang. Un autre moyen simple de créer un édulcorant naturel consiste simplement à mélanger de l'eau et des dattes tranchées. Bien que ces méthodes fonctionnent bien pour préparer des friandises sans utiliser de sucre raffiné, la modération est essentielle car les aliments contiennent déjà du sucre naturel.

N'oubliez pas que les suppléments vitaminiques ne sont pas censés être un guichet unique ou une alternative à la régulation hormonale ; ils devraient plutôt être utilisés pour soutenir votre voyage.

Pour connaître les recommandations et les exigences spécifiques, veuillez consulter votre médecin et votre diététiste.

SOUTIEN DU CYCLE MENSTRUEL

En plus de faciliter la conception, les fluctuations hormonales qui se produisent tout au long du cycle menstruel d'une femme affectent de nombreux autres aspects de sa santé et de son bien-être, tels que la digestion, la production d'énergie, le contrôle de l'humeur et des émotions, le métabolisme et la libido.

Savoir comment promouvoir un cycle menstruel sain est crucial pour les femmes puisque près de 50 % des femmes dans le monde présentent des symptômes liés au syndrome prémenstruel à un moment de leur vie, et environ une femme sur quatre souffre d'infertilité rien qu'aux États-Unis.

Bien qu'un cycle menstruel dure en moyenne 28 jours, la durée du cycle de chaque femme peut varier, allant de 21 à 35 jours. Le nombre de jours entre le début d'un cycle menstruel et le premier jour du cycle menstruel suivant correspond à la manière dont votre cycle menstruel est calculé.

Les fluctuations hormonales provoquent quatre étapes du cycle menstruel : la phase lutéale, l'ovulation, la phase folliculaire et la menstruation.

• **Menstruation:** D'une durée généralement de trois à sept jours, la phase menstruelle est identifiée par le début de vos règles. Les femmes subissent également une augmentation des prostaglandines, qui sont des molécules qui provoquent une inflammation pouvant provoquer des crampes et des inconforts lors de l'excrétion de la muqueuse utérine, en plus d'une réduction des hormones sexuelles féminines.

Les symptômes menstruels chez certaines femmes peuvent inclure des ballonnements, des douleurs dans le bas du dos, de l'épuisement, des crampes et de l'irritabilité. Si ces symptômes sont extrêmes, cela pourrait être le signe de déséquilibres hormonaux ou de problèmes de santé sous-jacents. Ces sensations doivent être légères.

• **Phase folliculaire:** Statistiquement, la phase folliculaire dure 10 à 16 jours et commence le premier jour de vos règles, qui coïncide avec les règles. Les œstrogènes et les substances chimiques du cerveau comme la dopamine et la sérotonine recommencent à augmenter au cours de cette phase, redonnant à la femme son énergie et améliorant sa vigueur et son humeur.

Au cours du stade folliculaire, le corps libère également de la FSH, ou hormone folliculo-stimulante, qui amène les ovaires à produire des follicules contenant des ovules. Au cours de l'étape suivante, appelée ovulation, l'un de ces ovules se développera et sera libéré.

• **Ovulation:** L'hypophyse de votre cerveau produit l'hormone lutéinisante (LH), qui déclenche l'ovulation, en réponse à l'augmentation des niveaux d'œstrogènes au cours de la phase folliculaire. Le 14e jour d'un cycle de 28 jours, l'ovulation se produit généralement et dure environ 24 heures.

• **La phase du Lutéal :** Après l'ovulation, le follicule développé qui a évacué son ovule se transforme en corps jaune, un organe responsable de la production de progestérone. A ce stade, la progestérone atteint son maximum. Pour favoriser la gestation, les niveaux de progestérone doivent rester élevés pendant la grossesse si l'ovule produit lors de l'ovulation est fécondé. La progestérone commence à diminuer plus tard dans la phase lutéale si l'ovule n'est pas fécondé, ce qui entraînera le début de vos règles. En moyenne, un cycle menstruel compte 14 jours en phase lutéale.

En règle générale, il y a des changements d'un ou deux jours d'un cycle à l'autre. La plupart des gens pensent que ces écarts sont normaux. Toute variation soudaine de la durée de votre cycle, comme une oscillation de quatre jours ou plus, ou une absence complète de règles, peut suggérer que vous devriez examiner tout problème médical sous-jacent potentiel.

La durée de votre cycle peut varier en fonction de plusieurs facteurs, notamment la nutrition, l'activité, le stress et les facteurs environnementaux qui affectent les œstrogènes et la progestérone.

Nutrition et menstruations

Il y a quelques éléments à prendre en compte en ce qui concerne la manière dont l'alimentation affecte la période menstruelle. Un facteur crucial à prendre en compte est la qualité générale de l'alimentation. Le syndrome prémenstruel a été associé à un régime alimentaire inflammatoire, tel qu'un régime riche en aliments transformés, en sucre et en additifs (PMS).

En raison de la manière dont l'inflammation affecte les hormones, elle a également été liée aux variations de la durée du cycle. In fine, selon vos décisions, votre alimentation peut avoir un effet favorable ou défavorable sur votre cycle menstruel.

Si une femme ne parvient systématiquement pas à répondre à ses besoins nutritionnels et caloriques de base en fonction de son taux métabolique et de son niveau d'activité, un régime chronique avec restriction calorique peut être un facteur de stress qui affecte l'ovulation et la durée du cycle.

De plus, les carences en groupes de macronutriments (protéines, graisses ou glucides) ou en groupes de micronutriments (vitamines, minéraux) peuvent affecter la synthèse des hormones et le métabolisme, ce qui peut à son tour affecter le cycle menstruel.

Comment soutenir un cycle menstruel sain

Il est possible de réduire la fréquence des symptômes liés au syndrome prémenstruel et de favoriser un cycle menstruel sain grâce à des modifications du régime alimentaire, des ajustements du mode de vie et des suppléments.

Soutien diététique pour un cycle menstruel harmonieux

Un bon point de départ est de suivre un régime anti-inflammatoire adapté aux besoins caloriques de chaque femme et riche en vitamines et minéraux (notamment le zinc et la vitamine D). Pour garantir un apport diversifié en macro et micronutriments nécessaires au développement hormonal et à un cycle menstruel sain, préparez un repas contenant suffisamment de protéines, de graisses saines et de fibres.

Une alimentation variée mettant l'accent sur des aliments de haute qualité a été associée à une flore intestinale plus diversifiée et plus saine, ce qui peut avoir des implications sur la santé du cycle menstruel.

Voici quelques aliments à manger pour un cycle menstruel sain :

• Avocat, huile d'olive et autres graisses qui réduisent l'inflammation

- Les légumes crucifères (brocoli, chou, etc.)

- Herbes culinaires qui réduisent l'inflammation (curcuma, gingembre)

- Glucides riches en fibres (baies, légumes-racines, pommes de terre)

- Protéines animales de haute qualité (poisson, viande nourrie à l'herbe, poulets bio et dinde)

- Mangez des aliments riches en probiotiques pour soutenir le développement d'un microbiome intestinal sain, essentiel à la régulation des niveaux d'œstrogènes dans le corps et au métabolisme de l'excès d'œstrogènes.

MINÉRAUX ET VITAMINES POUR UN BON CYCLE MENSTRUEL

Une partie importante du cycle menstruel d'une femme est jouée par certaines vitamines et minéraux. Parmi eux figurent :

Vitamine D: De faibles niveaux de vitamine D ont été associés à des cycles menstruels irréguliers et à l'infertilité. Des niveaux adéquats sont nécessaires à la génération d'hormones.

Magnésium: Le magnésium est essentiel à la production d'hormones thyroïdiennes et sexuelles et peut aider à soulager les crampes et les douleurs liées au syndrome prémenstruel ainsi que les migraines.

Zinc: Le zinc est un minéral nécessaire à la production d'hormones et à l'ovulation ; il favorise également un cycle menstruel régulier et peut atténuer les symptômes du syndrome prémenstruel.

Huile de poisson oméga-6 : La réduction de l'inflammation contribue à la réduction des symptômes du syndrome prémenstruel et au maintien du cycle. Une étude a révélé que lorsqu'il s'agissait de traiter l'inconfort lié aux menstruations, les suppléments d'huile de poisson étaient plus efficaces que l'ibuprofène.

Vitamine B6 (pyridoxine/P5P) : Cette vitamine B participe à la synthèse de la progestérone et est nécessaire à la production de neurotransmetteurs influençant l'humeur dans le cerveau, comme le GABA et la sérotonine. Il a été démontré qu'il atténuait les symptômes du syndrome prémenstruel liés à l'humeur.

MODIFICATIONS DU MODE DE VIE POUR UN CYCLE MENSTRUEL PLUS SAIN

Une bonne hygiène du sommeil, une gestion du stress et des exercices fréquents (à condition de maintenir une bonne récupération) sont autant de pratiques de vie essentielles qui favorisent un cycle menstruel normal.

Lorsqu'il s'agit d'atteindre une santé et un bien-être optimaux, savoir comment maintenir un cycle menstruel sain est une compétence cruciale que chaque femme devrait posséder. Les femmes qui comprennent mieux les changements hormonaux qui se produisent au cours du cycle seront en mesure de reconnaître et de traiter rapidement toute altération pouvant indiquer des problèmes de santé sous-jacents.

Bien que les cycles irréguliers et les symptômes liés au syndrome prémenstruel puissent être répandus, ils ne sont pas toujours « normaux » et peuvent être traités à l'aide de concepts de médecine fonctionnelle.

CHAPITRE 6

GROSSESSE ET NUTRITION POST-PARTUM

La santé maternelle et infantile dépend fortement de la consommation alimentaire pendant la grossesse et la période post-partum.

BESOINS NUTRITIONNELS DES FEMMES ENCEINTES

Une alimentation appropriée est nécessaire pendant la grossesse et l'allaitement, car elle permet de répondre aux besoins nutritionnels accrus de la mère, de répondre aux besoins physiologiques de la grossesse et de la production de lait et de favoriser la bonne croissance du fœtus.

Les conséquences négatives sur la santé sont liées à une nutrition maternelle inadéquate, notamment lorsqu'il s'agit d'une carence en nutriments vitaux. Les éléments essentiels que sont le fer, l'acide folique, le calcium et la vitamine D sont particulièrement cruciaux pendant la grossesse et l'allaitement.

La malnutrition maternelle est liée à un faible poids à la naissance dû à une insuffisance en fer, à des anomalies du tube neural causées par un déficit en folate et à un risque accru d'hypertension pendant la grossesse en raison d'une carence en calcium, qui joue également un rôle dans la déminéralisation osseuse. Grâce au contrôle de l'homéostasie du calcium, la vitamine D est cruciale pour le métabolisme osseux. Un faible niveau de vitamine D a été associé à un risque plus élevé de prééclampsie, de diabète sucré gestationnel et d'autres problèmes tissulaires particuliers chez les femmes enceintes.

L'une des choses les plus agréables que vous puissiez faire pendant la grossesse est de manger des aliments sains. Au fur et à mesure que votre grossesse avance, une alimentation saine vous aidera à répondre aux besoins croissants de votre corps. L'objectif est de trouver un équilibre entre le maintien d'un poids santé et l'obtention de nutriments adéquats pour favoriser la croissance de votre fœtus.

Au lieu de manger pour deux tout au long de la grossesse, vous devriez consommer deux fois plus d'aliments nutritifs. Vous avez besoin de 340 calories supplémentaires par jour à partir du deuxième trimestre si vous portez un seul fœtus (et un peu plus au troisième trimestre). Environ 600 calories supplémentaires devraient être consommées quotidiennement si vous attendez des jumeaux. Neuf cents calories supplémentaires doivent être consommées quotidiennement si vous attendez des triplés.

Minéraux et vitamines importants pour la grossesse

L'acide folique, le fer, le calcium, la vitamine D, la choline, les acides gras oméga-3, les vitamines B et la vitamine C sont tous nécessaires pendant la grossesse.

• **Calcium:** Le calcium contribue au développement de dents et d'os solides chez le fœtus. Les légumes à feuilles vert foncé, le lait, le fromage, le yaourt, les sardines et d'autres aliments sont de bonnes sources de calcium.

• **Fer:** Pendant la grossesse, votre corps utilise du fer pour produire le sang supplémentaire dont vous et le fœtus avez besoin. Le fer facilite l'apport d'oxygène à votre fœtus par les globules rouges. La viande rouge maigre, le poulet, le poisson, les haricots et pois secs, les céréales enrichies de fer et le jus de pruneau sont quelques exemples d'aliments riches en fer.

• **Iode:** L'iode est nécessaire au bon développement du cerveau. Le sel de table iodé, les produits laitiers, les crustacés, la viande, certains pains et les œufs font partie des aliments qui contiennent de l'iode.

• **Choline :** Le cerveau et la moelle épinière de votre fœtus ont besoin de choline pour se développer. Le lait de vache, le foie de bœuf, les œufs, les arachides et les produits à base de soja font partie des aliments riches en choline.

- **Vitamine A :** Aide au développement d'une peau, d'une vue et d'os sains chez votre fœtus. Les patates douces, les carottes et autres légumes verts à feuilles sont de bonnes sources de vitamine A.

- **Vitamine C:** Favorise des dents, des gencives et des os solides. Le brocoli, les tomates, les fraises et les agrumes font partie des aliments riches en vitamine C.

- **Vitamine D:** Aide à maintenir une peau et une vue saines tout en renforçant les os et les dents du fœtus. La lumière du soleil, le lait enrichi et les fruits de mer gras comme le saumon et les sardines sont de bonnes sources de vitamine D.

- **Vitamine B6 :** La formation de globules rouges et l'utilisation par l'organisme des protéines, des graisses et des glucides sont toutes deux facilitées par la vitamine B6. Les viandes comme le bœuf, le foie, la viande de porc (porc), le jambon, les céréales complètes et les bananes sont de bonnes sources de vitamine B6.

- **Vitamine B12 :** La formation de globules rouges et le maintien du système nerveux sont facilités par la vitamine B12. La viande, le poisson, la volaille et le lait sont de bonnes sources de vitamine B12. Les végétariens devraient prendre un supplément.

- **Acide folique:** Favorise le développement et la croissance globale du fœtus et du placenta et aide à éviter les anomalies congénitales du cerveau et de la colonne vertébrale. Sources : jus d'orange, haricots, arachides, pain et pâtes enrichis, jus d'orange, légumes à feuilles vert foncé et céréales enrichies. Prenez également votre vitamine prénatale tous les jours.

Pour garantir la meilleure santé possible pour vous et votre enfant en développement, assurez-vous d'avoir une alimentation nutritive et bien équilibrée pendant votre grossesse.

Mangez des aliments plus complets et riches en nutriments et des aliments moins transformés et rapides, à faible contenu nutritionnel.

RÉCUPÉRATION POST-PARTUM

L'une des choses les plus étonnantes que votre corps ait jamais accomplies est de faire grandir un autre être humain. Quelle que soit l'apparence de votre accouchement, votre corps a vécu un traumatisme. Il faudra du temps pour guérir.

Vous ne vous remettrez pas de votre accouchement en quelques jours. Cela peut prendre des mois pour guérir complètement de la grossesse et de l'accouchement. Cela peut prendre un certain temps avant de se sentir à nouveau soi-même, même si de nombreuses femmes se sentent généralement en bonne santé au bout de 6 à 8 semaines. C'est aussi à cette période que vos hormones vont changer.

Après l'accouchement, la nourriture est tout aussi vitale. Il soutient le processus de guérison de votre corps et vous fournit l'énergie dont vous avez besoin pour prendre soin de votre enfant. Reconnaissez vos besoins alimentaires pour maintenir votre santé tout en prenant soin de votre enfant.

Les nutriments dont vous avez besoin

Vous ne « mangez pas pour deux », mais votre corps a encore besoin de beaucoup de nutriments vitaux pour être restauré.

La moitié de votre alimentation devrait être composée de fruits et de légumes à chaque repas. Les grains entiers comme l'avoine, le riz brun et le pain complet devraient constituer l'autre moitié. Réduisez votre consommation d'aliments emballés, d'aliments transformés et de boissons riches en sucres ajoutés, en sel et en graisses saturées.

Vous devez également obtenir les éléments suivants :

● **Protéine:** Les aliments riches en protéines aident à la récupération post-partum du corps, notamment les haricots, les crustacés, les viandes maigres, les œufs et les produits à base de soja. Cinq portions devraient être votre objectif quotidien, ou sept si vous allaitez.

● **Calcium:** Environ trois portions de produits laitiers faibles en gras devraient être consommées quotidiennement.

● **Fer:** Si vous perdez beaucoup de sang lors de l'accouchement, ce nutriment est particulièrement crucial car il contribue à la production de nouvelles cellules sanguines dans votre corps. Le poulet et la viande rouge contiennent beaucoup de fer. Il en va de même pour les haricots et le tofu. Consultez votre médecin si vous êtes végétalien ou si vous suivez un autre régime spécifique, si vous avez plusieurs problèmes médicaux ou si vous avez un problème médical. Ils pourraient suggérer de prendre des vitamines.

- **Consommez beaucoup de liquides.** Votre corps a besoin de beaucoup de liquides (6 à 10 verres par jour), surtout si vous allaitez un enfant. Consommez largement du jus de fruits, du lait et de l'eau. Il est conseillé de continuer à prendre vos vitamines prénatales si vous allaitez. Votre médecin peut vous prescrire ces médicaments, que votre assurance maladie prendra en charge en partie.

- **Réduisez le poids en toute sécurité.** Consultez votre médecin pour savoir comment réduire le poids en toute sécurité après la naissance de votre enfant. Une perte de poids rapide peut avoir un impact sur votre capacité à allaiter un bébé. Évitez d'utiliser des médicaments diététiques. Ils comprennent des médicaments dangereux qui peuvent être transmis à votre enfant par le lait maternel.

EXERCICE APRÈS LA GROSSESSE

L'exercice vous aide à :

- Débarrassez-vous du poids que vous avez pris pendant la grossesse.
- Minimiser les ballonnements, la constipation et les maux de dos
- Améliore la posture et améliore votre humeur
- Aide à augmenter la force et le tonus musculaire
- Favorise un sommeil plus profond

Il existe différentes formes d'activité physique auxquelles vous pouvez participer après l'accord de votre médecin.

En raison de son faible impact sur le corps, la marche est un excellent exercice. Il est probable que votre bébé aimera aussi se promener dans une poussette. Essayez de faire 20 à 30 minutes de marche vigoureuse chaque jour, ou au moins trois fois par semaine. Partez en balade avec un copain ou d'autres nouvelles mamans. Sortir de la maison et interagir avec des amis ou d'autres nouvelles mamans est bénéfique. Vous apprécierez l'opportunité de passer du temps avec d'autres personnes ou de discuter de votre bébé.

Une autre méthode agréable pour se mettre en forme consiste à suivre des cours d'exercices, dont certains peuvent convenir à votre bébé. Par exemple, vérifiez s'il existe des cours de yoga pour les mamans et les bébés à proximité.

Évitez ces aliments lorsque vous allaitez.

Si vous allaitez votre enfant, certains aliments et autres produits chimiques peuvent être nocifs pour vous deux.

- **Alcool:** L'alcool peut endommager le cerveau et le développement physique de votre bébé lorsqu'il est allaité. Des exemples de boissons contenant de l'alcool comprennent le vin, les vins panachés, la bière, la limonade dure et d'autres boissons à base de malt. Des shots et des boissons mixtes sont également inclus.

- **Caféine:** Stimulant, la caféine pénètre dans l'organisme du bébé par le lait maternel et peut avoir un impact sur sa croissance. Le thé, le café, le chocolat, de nombreuses boissons gazeuses et les médicaments en vente libre contiennent tous de la caféine.

- Le maquereau royal, l'espadon, les requins et le poisson-tuile font partie des poissons qui présentent des niveaux de mercure élevés. Le cerveau en développement de votre enfant est endommagé par le mercure. Si vous consommez du thon, vous pouvez consommer jusqu'à 6 onces de thon en conserve chaque semaine, à condition de sélectionner du thon pâle.

CHAPITRE 7

VIEILLIR EN GRAISSE : DES NUTRIMENTS ESSENTIELS À CHAQUE ÉTAPE

Pour les femmes, le chemin vers un vieillissement en grâce est distinct et la nutrition est essentielle à chaque instant. Les femmes devraient se concentrer sur l'établissement de bases solides lorsqu'elles débutent en tant qu'adultes. La santé des os dépend d'un apport suffisant en calcium et en vitamine D, qui permettent d'éviter l'ostéoporose plus tard dans la vie. Les aliments riches en fer, comme les lentilles et les viandes maigres, aident à maintenir les niveaux d'énergie, en particulier tout au long du cycle menstruel.

Lorsque les femmes approchent de l'âge de procréer, le folate devient de plus en plus important pour la santé globale et pour prévenir les anomalies du tube neural chez les fœtus pendant la grossesse. Les acides gras oméga-3 aident à réguler les fluctuations hormonales et à favoriser la santé cardiaque. Une alimentation riche en fruits et légumes riches en antioxydants aide à prévenir le stress oxydatif et favorise la santé de la peau.

Les changements hormonaux qui accompagnent la périménopause et la ménopause posent des difficultés particulières. En raison du risque accru de problèmes cardiovasculaires, les années postménopausées nécessitent de mettre l'accent sur les nutriments qui soutiennent la santé cardiaque.

Rester hydraté est crucial à chaque étape car cela favorise l'élasticité de la peau et soutient diverses fonctions corporelles. Les femmes peuvent adopter l'idée de vieillir avec élégance et traverser le processus de vieillissement avec ténacité en identifiant et en s'adaptant aux besoins nutritionnels changeants à chaque étape de la vie, garantissant ainsi une vie pleine de sens et en bonne santé.

NUTRITION POUR LA MÉNOPAUSE

Lorsque les cycles mensuels d'une femme se terminent, elle passe naturellement par la ménopause. La ménopause est vérifiée une année complète après votre dernier cycle menstruel. Néanmoins, le changement et les symptômes de la ménopause peuvent persister pendant quelques années. Votre alimentation peut contribuer à atténuer les symptômes et faciliter la transition, même si la ménopause est associée à plusieurs symptômes désagréables et à un risque accru de certaines maladies.

Les œstrogènes commencent à diminuer pendant la transition ménopausique et au-delà, perturbant vos cycles réguliers de progestérone et d'œstrogènes. Votre métabolisme est affecté par la baisse des niveaux d'œstrogènes, ce qui peut entraîner une prise de poids. Ces modifications pourraient également avoir un impact sur le taux de cholestérol de votre corps et sur la digestion des glucides.

Pendant cette période de transition, de nombreuses femmes présentent des symptômes tels que des bouffées de chaleur et des troubles du sommeil. Les changements hormonaux entraînent également une diminution de la densité osseuse, ce qui augmente le risque de fractures. Heureusement, améliorer votre alimentation peut aider à diminuer les symptômes liés à la ménopause.

Aliments à consommer

Il est prouvé que certains aliments peuvent soulager les symptômes de la ménopause comme les bouffées de chaleur, l'insomnie et la diminution de la densité osseuse.

● Produits laitiers

Les femmes peuvent être plus sujettes aux fractures pendant la ménopause en raison de la baisse des taux d'œstrogènes.

Le calcium, le phosphore, le potassium, le magnésium et les vitamines D et K se trouvent tous dans les produits laitiers comme le lait, le yaourt et le fromage. Ces éléments sont cruciaux pour des os solides. Les produits laitiers pourraient également améliorer le sommeil. Une étude de synthèse a découvert que les femmes ménopausées dormaient plus profondément lorsqu'elles consommaient des repas riches en acide aminé glycine, présent dans les produits laitiers comme le fromage et le lait.

La consommation de produits laitiers a également été associée dans certaines études à une incidence plus faible de ménopause prématurée, ou de ménopause avant l'âge de 45 ans. Dans une étude, les femmes qui consommaient le plus de calcium et de vitamine D (présentes dans le fromage et le lait enrichi) avaient un taux de ménopause de 17 %. moins de chances de connaître la ménopause trop tôt.

● Graisses saines

Les femmes ménopausées peuvent bénéficier de graisses saines comme les acides gras oméga-3. Les aliments riches en acides gras oméga-3 sont les graines comme le lin, le chia et le chanvre, ainsi que les poissons gras comme le maquereau, le saumon et les anchois.

● Céréales entières

Les grains entiers sont riches en vitamines B, thiamine, niacine, riboflavine et acide pantothénique, ainsi qu'en fibres. Une alimentation riche en grains entiers a été associée à un risque plus faible de cancer, de maladies cardiaques et de décès prématurés.

Les chercheurs ont mené une étude et ont découvert que ceux qui consommaient trois portions ou plus de grains entiers par jour étaient 20 à 30 % moins susceptibles de développer un diabète et une maladie cardiaque que ceux qui consommaient principalement des glucides raffinés.

Les aliments à grains entiers comprennent l'orge, le quinoa, le riz brun, le seigle, le boulgour, également appelé blé concassé, le farro, le millet et le pain de blé entier. Pour déterminer si les aliments emballés contiennent principalement des grains entiers, recherchez le terme « grains entiers » écrit comme premier ingrédient sur l'étiquette.

- **Légumes et Fruits**

Les fruits et légumes sont une excellente source d'antioxydants, de fibres et de micronutriments. Pour cette raison, les fruits et légumes devraient représenter la moitié de votre assiette selon les directives alimentaires américaines. Les femmes ménopausées peuvent bénéficier particulièrement des légumes crucifères. Selon une étude, la consommation de brocoli augmente les niveaux d'un type d'œstrogène qui prévient le cancer du sein tout en réduisant les niveaux d'un type d'œstrogène lié au cancer du sein.

Les femmes ménopausées peuvent également bénéficier des baies noires.

• Haute qualité de protéines

La diminution de la force osseuse et de la masse musculaire est associée à la réduction des œstrogènes qui survient après la ménopause. Les femmes ménopausées devraient donc consommer davantage de protéines.

Les produits laitiers, les œufs, la viande, le poisson et les légumineuses sont des aliments riches en protéines. Vous pouvez également utiliser des poudres de protéines pour cuire des pâtisseries ou préparer des smoothies.

Certains symptômes de la ménopause peuvent être atténués en incluant des produits laitiers, de bons gras, des grains entiers, des fruits, des légumes, des aliments riches en phytoestrogènes et des sources de protéines de haute qualité dans votre alimentation.

Aliments à éviter

Certains évitements alimentaires peuvent aider à atténuer les symptômes de la ménopause comme la prise de poids, les bouffées de chaleur et les nuits agitées.

- **Sucres ajoutés et glucides raffinés :** Chez les femmes ménopausées, les bouffées de chaleur sont plus fréquentes lorsque la glycémie est élevée, qu'il y a une résistance à l'insuline et qu'un syndrome métabolique est présent. Il est bien connu que l'ajout de sucreries et d'aliments transformés augmente rapidement le taux de sucre dans le sang. L'impact d'un aliment sur la glycémie peut être d'autant plus visible qu'il est transformé. Par conséquent, réduire les aliments transformés et les sucres ajoutés, notamment le pain blanc, les craquelins et les produits de boulangerie, peut aider à réduire les bouffées de chaleur pendant la ménopause.

Des recherches ont indiqué que les femmes ménopausées peuvent ressentir des bouffées de chaleur dues à la combinaison d'alcool et de caféine. Le fait que l'alcool et la caféine soient des perturbateurs reconnus du sommeil et que de nombreuses femmes ménopausées aient des difficultés à s'endormir est un autre élément à prendre en compte. Par conséquent, si cela s'applique à vous, vous voudrez peut-être vous abstenir de consommer de l'alcool et de la caféine juste avant de vous coucher.

- **Plats épicés :** Il est souvent conseillé aux femmes ménopausées d'éviter les repas épicés. Cependant, suffisamment de données ne sont pas disponibles pour étayer cette affirmation. Faites preuve de discernement lorsque vous incluez des aliments épicés dans votre alimentation, car la réaction de chaque personne aux épices peut différer. Si vous constatez que manger des aliments épicés aggrave vos symptômes, évitez-les.

- **Aliments riches en sel :** Il a été constaté que les femmes ménopausées qui consomment beaucoup de sel ont une densité osseuse réduite. La diminution des œstrogènes après la ménopause augmente le risque d'hypertension. Réduire moins sa consommation de sodium pourrait aider à réduire ce risque.

Des modifications du métabolisme, une diminution de la densité osseuse et un risque élevé de maladie cardiaque sont associés à la ménopause. De plus, de nombreuses femmes souffrent de symptômes inconfortables liés à la ménopause, comme des bouffées de chaleur et des nuits agitées.

Les symptômes de la ménopause peuvent être atténués en suivant un régime alimentaire complet, riche en fruits, légumes, grains entiers, protéines de haute qualité et produits laitiers. Les graisses saines comme les acides gras oméga-3 provenant du poisson et les phytoestrogènes peuvent également être bénéfiques.

Limiter les glucides transformés, l'alcool, la caféine, les aliments riches en sodium ou épicés et les sucreries ajoutées peut également être une bonne idée. Ce changement important dans votre vie pourrait être plus facile si vous procédiez à ces petits ajustements alimentaires.

SANTÉ OSSEUSE

Comparées aux hommes, les femmes ont généralement des os plus petits et plus fins. La ménopause entraîne une baisse spectaculaire des œstrogènes, une hormone qui contribue au maintien des os, ce qui peut entraîner une perte osseuse chez les femmes. Cela explique pourquoi, à mesure que les femmes approchent de la ménopause, leur risque de développer l'ostéoporose augmente.

Le corps utilise les os à diverses fins, notamment pour stocker le calcium, attacher les muscles, protéger les organes et donner de la structure. Même s'il est essentiel que les enfants et les adolescents aient des os solides et sains, les adultes peuvent également prendre des précautions pour maintenir la santé de leurs os.

Votre risque de développer l'ostéoporose, un trouble qui affaiblit et fracture les os, est déterminé par la quantité de masse osseuse que vous possédez au moment où vous atteignez 30 ans et par la vitesse à laquelle vous la perdez par la suite. Si votre masse osseuse maximale est plus élevée, vous avez plus d'os « en réserve » et êtes moins vulnérable à l'ostéoporose liée à l'âge.

Qu'est-ce qui influence la santé des os

La santé des os peut être affectée par plusieurs causes. Par exemple:

● **La teneur en calcium de votre alimentation :** Les régimes pauvres en calcium sont liés à une perte osseuse précoce, à une densité osseuse réduite et à un risque plus élevé de fractures.

● **Mouvements et activités :** Comparées à leurs pairs plus actives, les femmes physiquement sédentaires sont plus susceptibles de développer l'ostéoporose.

- **Consommation d'alcool et de tabac :** Une étude révèle que le tabagisme peut contribuer à la faiblesse des os. Dans le même ordre d'idées, les femmes qui consomment fréquemment plus d'une boisson alcoolisée chaque jour peuvent courir un risque plus élevé de développer l'ostéoporose.

- **Sexe :** Étant donné que les femmes ont moins de tissu osseux que les hommes, elles courent plus de risques de développer l'ostéoporose.

- **Taille du corps :** Si vous avez une petite silhouette ou si vous êtes extrêmement mince (indice de masse corporelle 19 ou inférieur), vous pourriez avoir moins de masse osseuse à votre disposition en vieillissant.

- **Âge :** En vieillissant, vos os s'affaiblissent et s'amincissent.

- **Origine ethnique et histoire familiale :** Les deux populations les plus à risque d'ostéoporose sont les Asiatiques et les Blancs. De plus, vous courez un risque plus élevé si vous avez un parent ou un frère ou une sœur atteint d'ostéoporose, en particulier s'il existe des antécédents familiaux de fractures.

- **Concentrations hormonales :** La perte osseuse peut résulter de taux élevés d'hormones thyroïdiennes. Les femmes subissent une forte augmentation de la perte osseuse après la ménopause en raison de la baisse des taux d'œstrogènes. L'aménorrhée, ou l'absence prolongée de règles avant la ménopause, soulève également la possibilité d'ostéoporose.

- **Troubles alimentaires en plus d'autres affections :** Chez les hommes comme chez les femmes, une limitation sévère de l'apport alimentaire et un poids insuffisant affectent les os. De plus, des troubles comme la maladie coeliaque et la chirurgie bariatrique peuvent interférer avec la capacité de votre corps à absorber le calcium.

- **Certains médicaments :** Les os sont endommagés par l'utilisation à long terme de corticostéroïdes, notamment la dexaméthasone, la cortisone, la prednisolone et la prednisone. Les autres médicaments susceptibles d'augmenter le risque d'ostéoporose comprennent le méthotrexate, plusieurs médicaments antiépileptiques comme la phénytoïne (Dilantin) et le phénobarbital, les inhibiteurs de l'aromatase utilisés pour traiter le cancer du sein et les inhibiteurs sélectifs de la recapture de la sérotonine.

Façons de maintenir des os sains

- **Consommez beaucoup d'aliments riches en calcium :** Pour les femmes de 51 ans et plus, l'apport nutritionnel recommandé (AJR) est de 1 200 mg par jour.

Le fromage, les amandes, le brocoli, le chou frisé, le saumon en conserve avec arêtes, les sardines et les produits à base de soja comme le tofu sont tous d'excellentes sources de calcium. Consultez votre médecin au sujet de la prise de suppléments si vous avez du mal à obtenir suffisamment de calcium dans votre alimentation.

● **Pensez à prendre de la vitamine D :** Pour que le corps absorbe le calcium, la vitamine D est nécessaire. Les adultes âgés de 19 à 70 ans devraient consommer 600 unités internationales (UI) de vitamine D par jour. La quantité quotidienne recommandée pour les personnes de 71 ans et plus s'élève à 800 UI.

Le saumon, la truite, le corégone et le thon sont des exemples de poissons gras qui sont de bons fournisseurs de vitamine D. Les œufs, les champignons et les aliments enrichis comme les céréales et le lait sont également d'excellentes sources de vitamine D. Le corps produit de la vitamine D en partie grâce à la lumière du soleil. . Consultez votre médecin au sujet de la prise de suppléments si vous craignez d'obtenir suffisamment de vitamine D.

● **Assurez-vous d'intégrer l'exercice à votre programme quotidien :** Les activités de mise en charge qui augmentent la solidité des os et réduisent la perte osseuse comprennent le jogging, la marche et la montée des escaliers.

● **Évitez la toxicomanie :** Évitez de fumer. Il n'est pas conseillé aux femmes de consommer plus d'une boisson alcoolisée par jour.

CHAPITRE 8

PRÉOCCUPATIONS DE SANTÉ COURANTES ET STRATÉGIES NUTRITIONNELLES POUR LES FEMMES

Problèmes de santé typiques et techniques diététiques chez les femmes

Pour promouvoir le bien-être général à toutes les phases de la vie, il est essentiel de reconnaître et de répondre aux problèmes de santé courants chez les femmes. Les techniques nutritionnelles sont essentielles pour réduire ces soucis et aider les femmes à bâtir des bases solides pour leur santé.

Les femmes sont confrontées à des difficultés distinctes depuis la puberté jusqu'à la période postménopausique, telles que des changements dans les niveaux d'hormones, des problèmes de reproduction et une faible densité osseuse. Promouvoir le bien-être général nécessite de résoudre ces problèmes avec des approches alimentaires adaptées.

FITNESS CARDIAQUE

Aux États-Unis, plus de 60 millions de femmes (44 %) souffrent d'une maladie cardiaque. Les maladies cardiaques touchent les femmes de tous âges et constituent la principale cause de décès aux États-Unis.

Types courants de maladies cardiaques chez les femmes

Maladie coronarienne : L'accumulation de plaque dans les parois des artères qui irriguent le cœur et d'autres parties du corps est la principale cause de la forme la plus courante de maladie cardiaque et la principale cause de décès chez les femmes. Les femmes qui subissent des changements hormonaux après la ménopause sont plus susceptibles de développer une maladie coronarienne.

Arythmie : cette condition médicale se caractérise par un rythme cardiaque sporadique, rapide ou trop lent. La fibrillation auriculaire en est une illustration typique.

Insuffisance cardiaque : cela se produit lorsque le cœur est incapable de fournir une quantité de sang suffisante pour soutenir les autres organes du corps. Même si cette situation est grave, votre cœur bat toujours.

De nombreux types de maladies cardiaques sont grandement influencés par les décisions liées au mode de vie, au régime alimentaire et à d'autres variables importantes. Faites des choix alimentaires qui favorisent la santé générale pour prendre soin de votre cœur.

Voici plusieurs recommandations pour la santé cardiaque :

Les fruits et légumes sont importants

Les fruits et légumes devraient constituer la majorité de ce que vous mettez dans votre assiette. Ce sont de bons fournisseurs d'antioxydants et de fibres alimentaires, et ils peuvent également abaisser la tension artérielle. L'hypertension artérielle est l'un des principaux facteurs de risque de crise cardiaque et d'accident vasculaire cérébral. Les fruits et légumes sont considérés comme sains car ils fournissent du potassium et du magnésium, deux minéraux dont des études cliniques ont démontré qu'ils peuvent aider à réduire la tension artérielle.

Viser 2 à 3 tasses de légumes et 1 ½ à 2 tasses de fruits par jour vous aidera à atteindre vos objectifs en potassium. De plus, des études ont établi un lien entre une alimentation riche en fruits et légumes et un risque moindre de développer plusieurs maladies chroniques, notamment les maladies cardiaques. Conservez les légumes hachés et nettoyés au réfrigérateur pour des repas faciles à emporter. Gardez des fruits dans votre cuisine pour vous rappeler toujours de les manger. Choisissez des recettes qui incluent des fruits ou des légumes comme ingrédient principal, comme des salades avec des fruits frais mélangés ou des légumes sautés.

La graisse est importante pour le cœur

Vous devez également tenir compte du type de graisse que vous ingérez. Le risque de maladie cardiaque peut augmenter avec un régime riche en graisses saturées. La teneur en graisses saturées peut être trouvée dans des aliments comme la crème glacée, le bacon, les saucisses, les viandes grasses, le beurre et d'autres produits laitiers riches en matières grasses.

Il a été démontré que le remplacement des graisses saturées par des graisses insaturées contribue à réduire les niveaux de « mauvais » cholestérol et peut contribuer à réduire le risque de maladie cardiaque. Les graisses insaturées peuvent être trouvées dans des aliments comme les avocats, les noix, les graines, les olives et les huiles de canola.

Un type unique de graisses insaturées appelées acides gras oméga-3 est fréquemment présent dans les poissons gras, notamment le saumon, le maquereau, le thon et le hareng. Ils sont également présents dans les graines de lin et les noix. L'acide alpha-linolénique (ALA) se trouve dans les noix et les graines, tandis que l'acide eicosapentaénoïque (EPA) et l'acide docosahexaénoïque (DHA) se trouvent dans le poisson. Il est bénéfique d'inclure une gamme de ces aliments dans votre alimentation hebdomadaire car ils contiennent diverses formes d'acides gras oméga-3.

Choisissez des grains entiers.

De bons niveaux de fibres ainsi que des nutriments supplémentaires qui soutiennent la santé cardiaque et la régulation de la tension artérielle peuvent être trouvés dans les grains entiers. En remplaçant les produits céréaliers raffinés simples par des grains entiers, vous pouvez augmenter la proportion de grains entiers dans une alimentation saine pour le cœur. Vous pouvez également faire preuve d'un peu de créativité et essayer quelque chose de différent des grains entiers comme l'orge, le quinoa ou le farro à grains entiers.

Maintenez votre exercice pour la santé cardiaque

L'exercice fréquent peut également être avantageux. Pratiquez des exercices vigoureux d'intensité modérée pendant au moins deux heures et trente minutes chaque semaine, de préférence la plupart des jours. Maintenir un poids santé peut également aider à gérer certaines maladies, comme l'hypertension. Selon les directives d'activité physique pour les Américains, tout le monde a besoin d'une quantité différente d'activité physique pour maintenir son poids.

Offrez-vous de temps en temps quelque chose de spécial. Une barre chocolatée ou quelques chips ne ruineront pas un régime alimentaire favorable à la santé cardiaque. Cependant, ne laissez pas cela devenir un alibi pour abandonner vos habitudes alimentaires nutritives. L'équilibre à long terme se produira si l'indulgence excessive est l'exception plutôt que la norme. Vous devez consommer des aliments sains la plupart du temps.

GESTION DU POIDS

Peu importe où vous en êtes dans le processus d'amélioration de votre santé, perdre du poids peut être difficile. Certaines personnes peuvent trouver que les régimes structurés et les stratégies de perte de poids fonctionnent bien pour elles, surtout si elles aiment avoir un ensemble complet de règles à suivre. Cependant, pour de nombreuses femmes, il peut être difficile de découvrir une stratégie de gestion du poids qui fonctionne et reste cohérente.

Avoir une alimentation saine est essentiel pour perdre du poids. Même avec le meilleur programme d'exercices disponible, vous n'obtiendrez pas les résultats souhaités si vous ne maintenez pas un déficit calorique et ne fournissez pas à votre corps des nutriments sains.

Cependant, de nombreuses femmes ont encore du mal à perdre du poids, même avec une bonne alimentation et une activité physique régulière. Les hommes perdent souvent du poids plus rapidement que les femmes, car ils sont généralement plus gros, ont plus de muscles pour les soutenir et peuvent manger plus de nourriture sans prendre de poids. Les femmes ont également souvent des pourcentages de graisse corporelle plus élevés et une masse musculaire plus faible, qui brûle moins de calories que les muscles.

Pour les femmes, quelques petits ajustements de style de vie peuvent favoriser une perte de poids à long terme. Les femmes peuvent perdre du poids en suivant un régime et en faisant de l'exercice, mais de nombreux autres facteurs entrent également en jeu.

La recherche indique qu'un large éventail de facteurs, notamment le niveau de stress et la qualité du sommeil, peuvent affecter de manière significative l'appétit, le métabolisme, le poids et la graisse abdominale.

Heureusement, quelques ajustements mineurs à votre horaire quotidien peuvent avoir un impact positif significatif sur votre capacité à perdre du poids.

Réduisez votre consommation de glucides raffinés

Le traitement intense des glucides raffinés réduit la teneur en fibres et en micronutriments d'un produit. Ces aliments favorisent la faim, augmentent le taux de sucre dans le sang et sont liés à la prise de poids et à la graisse abdominale. Par conséquent, il est recommandé de limiter les glucides raffinés tels que les spaghettis, le pain blanc et les aliments emballés. Au lieu de glucides raffinés, choisissez des aliments à grains entiers comme l'orge, le sarrasin, le quinoa, le riz brun et l'avoine.

Renforcez vos activités quotidiennes avec l'entraînement en résistance

L'entraînement en résistance améliore l'endurance et la croissance musculaire. C'est particulièrement avantageux pour les femmes de plus de cinquante ans car cela augmente la dépense énergétique métabolique au repos. De plus, il aide à maintenir la densité minérale osseuse, ce qui protège contre l'ostéoporose. Voici quelques façons simples de commencer : faire des exercices avec le poids du corps, soulever des poids ou utiliser des équipements de gym.

Boire plus d'eau

Augmenter votre consommation d'eau est une méthode simple et sans effort pour aider les gens à perdre du poids. Lors d'une brève recherche, la consommation de 16,9 onces (500 ml) d'eau toutes les 30 à 40 minutes a augmenté le nombre de calories brûlées de 30 %. De plus, des recherches indiquent que consommer de l'eau avant un repas pourrait améliorer la perte de poids et minimiser l'apport calorique d'environ 13 %.

Consommez plus de protéines

Les aliments riches en protéines, comme la viande, le poulet, le poisson, les œufs, les produits laitiers et les légumineuses, sont des éléments essentiels d'une alimentation équilibrée, en particulier pour ceux qui tentent de perdre du poids. La recherche indique qu'un régime riche en protéines pourrait améliorer la sensation de satiété, réduire les fringales et accélérer le métabolisme. De plus, une courte étude de 12 semaines a révélé qu'une augmentation de 15 % de l'apport en protéines entraînait une réduction quotidienne moyenne des calories de 441 calories, soit 11 livres (5 kg) de perte de poids.

Établissez une routine de sommeil régulière

La recherche indique que dormir suffisamment pourrait être tout aussi important pour perdre du poids que suivre un régime et faire de l'exercice. Le manque de sommeil a été associé dans de nombreuses études à un poids corporel plus élevé et à des taux de ghréline plus élevés, responsables de l'induction de la faim. De plus, une étude menée sur des femmes a révélé que dormir au moins sept heures par nuit et améliorer la qualité globale du sommeil augmentait de 33 % les chances de perdre du poids avec succès.

Tenir un journal nutritionnel

Tenir un journal alimentaire est une approche simple et efficace pour vous responsabiliser et prendre de meilleures décisions alimentaires. De plus, cela simplifie le processus de comptage des calories, ce qui constitue une tactique utile de gestion du poids. Tenir un journal de repas peut également vous aider à atteindre vos objectifs et éventuellement conduire à une perte de poids plus soutenue à long terme.

Consommez beaucoup de fibres

Une tactique de perte de poids populaire consiste à augmenter votre consommation de fibres, ce qui peut aider à réduire la vidange de l'estomac et à prolonger la sensation de satiété. L'amélioration de la quantité de fibres dans votre alimentation de 14 grammes par jour a été associée à une réduction de 10 % de la consommation calorique et à une perte de poids de 4,2 livres (1,9 kg) sur 3,8 mois, sans aucun ajustement supplémentaire du régime alimentaire ou du mode de vie. Les grains entiers, les légumineuses, les noix, les graines et les fruits sont tous d'excellentes sources de fibres alimentaires qui peuvent être incluses dans une alimentation équilibrée.

Faites des choix alimentaires conscients

Pendant votre déjeuner, essayez de garder votre environnement aussi épuré que possible. Pensez à manger lentement et à prêter une attention particulière aux saveurs, aux textures, à l'apparence et aux arômes de vos aliments. Cette méthode est un moyen efficace d'augmenter la perte de poids et d'encourager des habitudes alimentaires plus saines. Selon des études, manger lentement peut augmenter la sensation de satiété et entraîner une diminution notable de l'apport calorique quotidien.

Mangez judicieusement

Pour réduire la faim entre les repas et maintenir la perte de poids, choisir des collations saines et faibles en calories est une stratégie fantastique. Sélectionnez des aliments riches en protéines et en fibres pour favoriser la satiété et réduire les fringales. Des fruits entiers assortis au beurre de noix, des légumes associés à du houmous ou des noix associées à du yaourt grec sont quelques exemples de collations saines qui peuvent aider à maintenir la perte de poids au fil du temps.

Intégrer des étapes supplémentaires

Ajouter des étapes supplémentaires à votre routine quotidienne est une méthode simple pour brûler des calories supplémentaires et accélérer la perte de poids lorsque vous manquez de temps et que vous ne pouvez pas vous engager dans un entraînement complet. On pense que 50 % des calories que votre corps brûle pendant la journée peuvent provenir d'activités non liées à l'exercice. Quelques moyens simples d'augmenter votre nombre total de pas et d'éliminer plus de calories consistent à vous garer plus loin de la porte, à marcher pendant votre pause déjeuner ou à monter les escaliers au lieu de prendre l'ascenseur.

Fixez-vous des objectifs réalisables

Vous pouvez augmenter vos chances de réussite et faciliter l'atteinte de vos objectifs de perte de poids en adoptant des objectifs SMART. Les objectifs SMART doivent être limités dans le temps, pertinents, mesurables et spécifiques. Ils doivent vous fournir un plan sur la façon d'atteindre vos objectifs et vous tenir responsable. Plutôt que de simplement viser à perdre 10 kilos, par exemple, fixez-vous pour objectif de perdre 10 kilos en 3 mois en enregistrant votre alimentation, en vous entraînant trois fois par semaine et en incluant une portion de légumes à chaque repas.

Gérez votre stress

Selon certaines recherches, une prise de poids à long terme pourrait être plus probable chez les personnes qui subissent des niveaux de stress plus élevés. En plus d'affecter les habitudes alimentaires, le stress peut également aggraver des problèmes tels que la frénésie alimentaire et la suralimentation. Certaines méthodes simples et efficaces pour réduire le stress comprennent l'exercice physique, la tenue d'un journal, le yoga, l'écoute de musique et les conversations avec ses proches.

Utilisez des assiettes plus petites

Réduire la taille de vos assiettes pourrait encourager le contrôle des portions et vous aider à perdre du poids. De plus, utiliser un plat plus petit vous aidera à contrôler la taille des portions, à réduire les risques d'abus et à consommer moins de calories.

Faire du yoga.

La recherche indique que faire du yoga peut améliorer la combustion des graisses et aider à arrêter la prise de poids. De plus, le yoga aide à réduire l'inconfort et l'appréhension, les deux choses qui peuvent être liées à une alimentation émotionnelle. De plus, il a été démontré que la pratique du yoga réduit les crises de boulimie et évite l'obsession alimentaire pour promouvoir de bonnes habitudes alimentaires.

Mangez plus lentement

En consommant moins de nourriture, vous pouvez améliorer votre perte de poids en faisant un effort intentionnel pour mâcher vos repas lentement et correctement.

Pratiquer le jeûne intermittent

Chaque jour, à une heure fixe, on peut alterner entre manger et jeûner tout en pratiquant le jeûne intermittent. Les périodes de jeûne durent généralement entre 14 et 24 heures. Dans le processus de perte de poids, le jeûne intermittent est aussi efficace que la limitation/restriction calorique. En augmentant la quantité de calories brûlées au repos, cela pourrait également contribuer à améliorer le métabolisme.

Mangez moins d'aliments transformés.

Les aliments transformés manquent généralement d'éléments essentiels comme les protéines, les fibres et les micronutriments, mais sont riches en calories, en sucre et en sodium. La recherche indique que manger davantage de repas transformés est lié au surpoids, en particulier chez les femmes. Ainsi, il est conseillé de consommer moins d'aliments transformés et de choisir plutôt des aliments entiers comme les fruits, les légumes, les grains entiers, les légumineuses, les graisses saines et les protéines maigres.

Réduisez votre consommation de sucre ajouté

L'ajout de sucre est l'une des principales causes de prise de poids et de problèmes de santé majeurs, notamment le diabète et les maladies cardiaques. Les aliments riches en additifs regorgent de calories supplémentaires mais manquent de fibres, de protéines, de vitamines et de minéraux dont votre corps a besoin pour rester en bonne santé. Pour cette raison, pour favoriser la perte de poids et améliorer la santé générale, il est conseillé de limiter votre consommation d'aliments et de boissons sucrés comme les sodas, les bonbons, les jus de fruits, les boissons énergisantes et les sucreries.

La perte de poids est influencée par un large éventail de facteurs, dont certains vont bien au-delà du régime alimentaire et de l'exercice. Les femmes qui souhaitent perdre du poids de manière durable peuvent bénéficier de quelques changements simples dans leur mode de vie. Même une petite quantité de ces techniques appliquées à votre routine quotidienne vous aidera à obtenir les meilleurs résultats possibles et encouragera une perte de poids saine et à long terme.

SANTÉ MENTALE

Bien que l'alimentation ait un effet majeur sur la santé mentale des hommes et des femmes, des études suggèrent que les femmes pourraient être plus vulnérables aux conséquences négatives d'une mauvaise alimentation.

Tout le monde a besoin de préserver une excellente santé, mais les femmes doivent particulièrement le faire en raison des changements physiologiques et hormonaux particuliers qui nous affectent. Le maintien de bonnes habitudes alimentaires, l'activité physique et la santé mentale peuvent aider les femmes à vivre une vie heureuse et bien remplie et à atteindre leurs objectifs professionnels et personnels.

En plus d'influencer la composition, la structure et la fonction du cerveau, les habitudes alimentaires ont également un impact sur les hormones endogènes, les neuropeptides, les neurotransmetteurs et l'axe microbiote-intestin-cerveau. Ces effets sont cruciaux pour réguler le stress et l'inflammation ainsi que pour maintenir les performances cognitives.

De plus en plus de recherches mettent en évidence une corrélation directe entre l'alimentation et la santé mentale. La recherche montre que notre humeur, nos fonctions cognitives et notre santé mentale générale peuvent être grandement influencées par les aliments que nous consommons. Cependant, les mécanismes précis qui sous-tendent ces effets sont encore à l'étude. Considérez les points importants suivants :

Carences nutritionnelles : Des problèmes de santé mentale peuvent découler d'une alimentation déficiente en nutriments importants. Par exemple, il existe des preuves liant les déficits en fer, zinc, magnésium, vitamines B et acides gras oméga-3 à un risque plus élevé de problèmes de santé mentale comme l'anxiété et la dépression.

L'axe cerveau-intestin : Les milliards de bactéries qui vivent dans notre tube digestif, connues sous le nom de microbiote intestinal, sont essentielles au bien-être mental. L'axe intestin-cerveau permet une communication bidirectionnelle entre le cerveau et l'intestin. Selon des recherches, les problèmes de santé mentale peuvent être exacerbés par la dysbiose, une anomalie des bactéries présentes dans l'intestin. Les aliments fermentés, les fruits, les légumes et les régimes riches en fibres peuvent tous contribuer à soutenir un microbiome intestinal diversifié et avantageux.

Inflammation : Un risque plus élevé de problèmes de santé mentale a été associé à une inflammation persistante dans le corps. Une alimentation riche en fruits, légumes, grains entiers et graisses saines peut avoir des propriétés anti-inflammatoires, tandis que les viandes transformées, les sucres raffinés et les mauvaises graisses peuvent provoquer une inflammation.

Régulation de la glycémie : Les émotions et les niveaux d'énergie peuvent être influencés par les fluctuations de la glycémie. La consommation d'aliments à indice glycémique élevé, tels que les glucides raffinés et les boissons sucrées, peut entraîner une augmentation et une baisse rapide du taux de sucre dans le sang, ce qui peut avoir un effet néfaste sur l'humeur et augmenter le risque de problèmes de santé mentale. L'inclusion de glucides complexes, de fibres et de protéines dans une alimentation bien équilibrée peut aider à contrôler la glycémie.

La santé des femmes dépend d'une alimentation équilibrée, car elle leur apporte les nutriments dont elles ont besoin pour leur vitalité générale, leur équilibre hormonal et leur énergie.

Un esprit sain est essentiel au bien-être général. Faites de ces routines une priorité pour votre santé mentale :

- **Méditer et pratiquer la pleine conscience :** Méditer et pratiquer la pleine conscience peut aider à réduire le stress et l'anxiété ainsi qu'à améliorer la santé émotionnelle en général.

Assurez-vous de bénéficier de sept à neuf heures de sommeil décent chaque nuit.

• **Liens sociaux :** Gardez des liens forts avec votre famille et vos amis. Une meilleure santé mentale est corrélée à des relations plus saines.

• **Gestion du temps :** Profitez au maximum de votre emploi du temps pour réduire le stress et consacrer du temps à vos loisirs.

• **Demandez de l'aide en cas de besoin :** N'hésitez pas à contacter un expert en santé mentale si vous rencontrez des problèmes de santé mentale.

Aliments qui favorisent le bien-être mental

Il existe des nutriments spécifiques qui agissent particulièrement efficacement pour promouvoir la santé mentale et le bien-être. Parmi eux figurent :

• **Acides gras oméga-3 :** Il a été démontré que les acides gras oméga-3, présents dans les noix, les graines de lin et les poissons gras, atténuent les symptômes et les indications d'anxiété et de dépression.

• **Vitamines B :** Les vitamines B, qui comprennent le folate, la B6 et la B12, sont nécessaires au développement sain du cerveau et peuvent également aider à atténuer les signes et symptômes d'anxiété et de dépression.

• **Magnésium :** Cet élément est essentiel pour soulager le stress et réguler l'humeur.

ESSENTIELS À AJOUTER À VOTRE ALIMENTATION

Inclure les bons éléments dans votre alimentation contribue à promouvoir la santé mentale et le bien-être général. Voici quelques aliments riches en nutriments :

1. **Verts foncés :** Légumes-feuilles riches en folate et en magnésium, notamment le chou frisé et les épinards.

2. Baies : Les antioxydants contenus dans les baies, en particulier les myrtilles, peuvent améliorer la mémoire et les fonctions cérébrales.

3. Acides gras oméga-3 : Les acides gras oméga-3 sont suffisants dans les poissons gras, notamment le saumon et le thon.

4. Céréales entières : Les grains entiers riches en vitamines B comprennent le riz brun, le quinoa et le pain de blé entier.

5. Noix et graines : Riche en magnésium et en acides gras oméga-3, notamment en noix et en graines comme les graines de chia, les noix et les amandes.

ALIMENTS À ÉVITER

Si certains repas peuvent être bénéfiques pour la santé mentale, d'autres peuvent être néfastes. Les aliments suivants devraient être restreints :

- **Aliment/article transformé :** Les collations, les chips et les produits de boulangerie sont des exemples de repas transformés riches en graisses et en sucres dangereux, qui peuvent aggraver la santé mentale et provoquer une inflammation.

- **Sucre :** La consommation d'aliments et de boissons riches en sucre peut entraîner une chute du sucre, ce qui peut provoquer de la lassitude, de l'irritabilité et des sautes d'humeur.

● **Caféine :** Même si cela peut vous donner un regain d'énergie, un excès de caféine peut provoquer de l'anxiété et perturber votre sommeil.

Il est important de reconnaître l'influence de la nutrition sur la santé mentale des femmes. Bien manger est essentiel pour maintenir une bonne santé physique et mentale. Vous pouvez maintenir une connexion intestin-cerveau saine et améliorer votre santé mentale et votre bien-être en incluant des aliments riches en nutriments dans votre alimentation et en évitant les aliments qui peuvent avoir un effet néfaste sur la santé mentale.

Cela peut également renforcer les effets bénéfiques sur la santé mentale s'ils pratiquent une activité physique/un exercice constant.

L'un des moyens les plus efficaces de vivre une vie heureuse et équilibrée est de prendre soin de votre santé mentale par l'alimentation et l'exercice.

CHAPITRE 9

MANGEZ VOTRE ÂGE

Nos besoins nutritionnels évoluent naturellement avec l'âge, car nos intérêts, nos priorités et nos habitudes alimentaires se transforment. Que vous ayez 25 ou 65 ans, les principes fondamentaux d'une alimentation saine restent les mêmes. Pour nous sentir et paraître à notre meilleur, nous devons manger une variété de repas nutritionnels équilibrés ; mais, à mesure que nous traversons différentes étapes de la vie, notre corps a besoin de certains nutriments.

Un régime nutritif dans la vingtaine

On dit que la vingtaine est l'année la plus cruciale de votre vie, et cela s'applique certainement à votre alimentation. Nous donnons souvent la préférence à d'autres aspects de notre vie avant de prendre soin de notre corps et de nos bonnes habitudes. Selon des études récentes, les adultes dans la vingtaine consomment 25 % plus de restauration rapide que les adolescents. Vous risquez de perdre des nutriments importants si vous dînez sur le pouce.

Essayez ces routines alimentaires :

- **Mangez vos macros nutritionnelles :** Les protéines, les glucides et les graisses sont les trois macronutriments nécessaires. Une « alimentation équilibrée » est une alimentation dans laquelle les trois macronutriments sont correctement équilibrés, comme l'indique le terme.

- **Augmentez le taux de potassium :** Puisque le corps ne peut pas créer naturellement de potassium, il est essentiel d'avoir une alimentation riche en potassium dans des proportions appropriées. Ils soutiennent plusieurs processus corporels vitaux, tels que la digestion, le rythme cardiaque et la tension artérielle. Vous pouvez manger un avocat au déjeuner, une banane au petit-déjeuner et du saumon au dîner pour augmenter votre apport en potassium.

- **Sélectionnez la qualité plutôt que la quantité :** La façon dont votre corps décompose les calories d'une canette de soda ou d'un morceau de gâteau diffère de la façon dont il décompose les calories d'un repas ou d'une collation saine et complète. La malbouffe peut vous donner plus faim et finalement conduire à une prise de poids car elle est pauvre en nutriments.

Une alimentation saine dans la trentaine

Lorsque vous conciliez travail et famille dans la trentaine, la vie peut évoluer rapidement. Pour tenter de terminer tout ce qui figure sur leur liste de choses à faire, de nombreuses femmes omettent le petit-déjeuner ou prennent une bouchée rapide à manger sur le pouce. Une faible consommation de fibres est le résultat du fait de sauter le petit-déjeuner et de dépendre d'aliments rapides et prêts à l'emploi riches en sucre et en sel.

Essayez ces routines alimentaires :

- **Augmenter la consommation de céréales complètes :** Il est conseillé aux femmes adultes de manger au moins 2 onces (ou ¼ de votre assiette) de grains entiers à chaque repas. Pensez à incorporer des céréales à grains entiers, du riz brun, du quinoa et du pain entièrement à base de blé entier dans votre alimentation.

- **Aliments riches en antioxydants :** Manger des aliments riches en antioxydants peut protéger votre cœur et réduire les risques de maladie. Mangez plus de fruits, de légumes, de légumineuses, de noix et de graines pour augmenter votre apport en antioxydants.

- **Maintenez un réfrigérateur bien approvisionné :** Les recherches indiquent que lorsque les gens ont faim, ils s'emparent souvent de la nourriture la plus proche d'eux. Remplir votre réfrigérateur de fruits, de légumes et de tranches de fromage prédécoupés est la méthode la plus simple pour éviter de faire de mauvais choix alimentaires.

Un régime adapté pour la quarantaine

C'est la décennie où vous pourriez commencer à ressentir une baisse de votre vitalité et un déséquilibre hormonal. Votre capacité à reconnaître les signaux de faim et de satiété peut être affectée par un emploi du temps chargé, une famille élargie et des obstacles professionnels, qui peuvent tous augmenter le stress et l'anxiété et nuire à la qualité du sommeil.

Notre taux métabolique, ou la vitesse à laquelle notre corps brûle des calories, peut commencer à décliner au-delà de 40 ans. Cette diminution sera probablement légère, car les changements hormonaux, les mauvaises habitudes alimentaires et l'inactivité sont les principales causes du vieillissement. se propage chez les femmes de cet âge.

Ainsi, maintenir une alimentation saine et faire de l'exercice régulièrement devient encore plus crucial à mesure que nous vieillissons. Les régimes riches en antioxydants aident à se prémunir contre des maladies telles que les maladies cardiaques, la maladie d'Alzheimer et plusieurs formes de cancer.

Essayez ces routines alimentaires :

● **Consommez des aliments riches en fer :** Pour augmenter la production de globules rouges et apporter de l'oxygène au corps, vous avez besoin de fer. Votre corps n'obtient pas suffisamment d'oxygène lorsqu'il n'y a pas assez de globules rouges, ce qui vous rend léthargique et faible. Les patates douces, le poulet, le brocoli et les épinards sont tous d'excellents aliments pour améliorer votre consommation de fer.

● **Boostez votre apport en calcium :** Pour que les muscles et les nerfs restent sains et fonctionnent correctement, le calcium est essentiel. Mangez trois portions du groupe des produits laitiers chaque jour pour vous assurer d'obtenir la quantité recommandée de calcium. Tout au long de la journée, grignotez des noix comme des amandes ou des noix, riches en calcium. Prenez une petite poignée de noix et de graines chaque jour comme collation et ayez toujours un pot avec vous.

● **"Savourez l'arc-en-ciel" :** Incluez une gamme d'aliments riches en antioxydants dans vos repas et collations pour aider à gérer l'inflammation et les dommages causés par les radicaux libres. Tout au long de la journée, faites l'effort de manger des baies, des légumes-feuilles ou du vrai chocolat noir. Les légumes et les fruits aux couleurs vives sont parmi les meilleurs fournisseurs de composés antioxydants. Ils contiennent des antioxydants associés à de nombreux avantages pour la santé, notamment la préservation d'une peau saine. Mangez une large gamme de couleurs et au moins cinq fruits et légumes chaque jour.

● **Aliments riches en protéines :** Votre peau, vos ongles et vos cheveux peuvent se détériorer si votre alimentation ne contient pas suffisamment de protéines. Des indicateurs supplémentaires peuvent inclure des plaies et des blessures qui guérissent plus lentement, une susceptibilité accrue au rhume, des changements dans votre composition corporelle et même des altérations de votre posture. Choisir une protéine de haute qualité est crucial. Tous les acides aminés basiques, dont la leucine, nécessaire à la synthèse du tissu musculaire, sont présents dans ces aliments. La poudre de protéine de lactosérum, le lait de soja, le tempeh, les œufs, le yaourt et le lait sont tous des sources alimentaires bénéfiques.

Manger sainement à 50 ans

Dans la cinquantaine, l'accent est mis sur la santé cardiaque et cérébrale et, le cas échéant, sur la gestion des symptômes de la ménopause. Ce groupe d'âge est plus susceptible de souffrir de problèmes de santé tels qu'un taux de cholestérol élevé, une hypertension artérielle et un diabète de type 2.

Nous avons besoin de moins de calories à mesure que nous vieillissons. La sélection des calories les plus cruciales peut s'avérer difficile. Bien qu'il n'existe aucun moyen d'arrêter le vieillissement, il existe de nombreuses stratégies pour améliorer vos habitudes alimentaires et vivre mieux et plus longtemps.

Essayez ces routines alimentaires :

• **Consommez des bons gras :** Les graisses saturées peuvent avoir un impact négatif sur la mémoire et la concentration en plus d'être préjudiciables à la santé de vos artères et de votre cœur. Limitez votre consommation de crème, de beurre et de viande rouge.

Consommez des graisses végétales supplémentaires, comme les graines de lin et le saumon gras. Votre cœur et votre cerveau pourraient bénéficier davantage de ces bonnes graisses.

- **Ajuster le sel :** En vieillissant, nos papilles gustatives deviennent moins sensibles, alors faites attention à ne pas trop saler vos aliments. De plus, avec l'âge, la tension artérielle a tendance à augmenter. Aux États-Unis, environ un adulte sur trois souffre d'hypertension. Limitez votre consommation quotidienne de sel à une cuillère à café. Lorsque vous achetez des légumes surgelés, recherchez ceux qui sont étiquetés « frais surgelés » et qui ne contiennent aucune sauce ou assaisonnement supplémentaire. C'est une méthode pour réduire votre consommation de sel.

- **Consommez des protéines :** Mangez plus d'aliments riches en protéines pour aider à stimuler la synthèse du collagène, la croissance cellulaire et le maintien de l'énergie. Essayez de tirer au moins 60 % de vos calories de matières grasses, puis le reste de calories de protéines et de glucides sains comme les baies et les légumes. Ajoutez du poulet, du poisson, des œufs, des haricots et du fromage cottage à votre alimentation.

Un régime nutritif pour les 60 ans et plus

Notre capacité à vivre plus longtemps, en bonne santé et activement est fortement influencée par notre alimentation. Bien manger peut minimiser la perte musculaire liée à l'âge, l'affaiblissement des os et l'ostéoporose, ainsi que réduire le risque de développer des maladies chroniques. L'âge et les carences nutritionnelles contribuent tous à un risque accru de crise cardiaque et d'accident vasculaire cérébral ; d'autres facteurs de risque incluent la consommation excessive de graisses saturées et trans, la consommation excessive d'alcool, le tabagisme et le fait de ne pas faire d'exercice.

La capacité du corps à absorber et à utiliser les vitamines et les minéraux diminue avec l'âge. Certaines vitamines et minéraux sont moins absorbés lorsque les médicaments sur ordonnance sont utilisés sur une période prolongée. Lorsque notre appétit commence à diminuer, il devient encore plus crucial d'avoir une alimentation équilibrée et nutritive.

À mesure que les gens vieillissent, les problèmes digestifs tels que les maladies diverticulaires, les hémorroïdes et la constipation deviennent également plus fréquents. Rester actif favorise une fonction intestinale saine, alors continuez votre programme de yoga ou de marche. L'exercice peut également contribuer à réduire les niveaux de stress et d'anxiété.

Essayez ces routines alimentaires :

●**Consommez des sources de B12 :** La capacité de notre corps à digérer la vitamine B12 commence à diminuer avec l'âge. Il peut être difficile d'obtenir des quantités suffisantes de B12 parce que nous sommes incapables de l'absorber dans les repas de la même manière que les plus jeunes. Les aliments riches en B12 comprennent les œufs, les céréales de son, le saumon, le thon et le bœuf.

●**Zinc:** Augmentez votre apport en zinc. En vieillissant, notre système immunitaire se détériore.

● **Vitamine D :** La vitamine D, qui est délicieuse, est essentielle au maintien de la santé de vos os en garantissant que votre alimentation contient suffisamment de calcium. Des études indiquent que les personnes présentant des déficiences importantes sont également susceptibles de souffrir de démence. Les bonnes sources comprennent les produits laitiers et le soja enrichi, le saumon gras et les œufs.

● **Céréales et légumineuses :** Assurez-vous que votre alimentation est riche en aliments riches en fibres, comme les haricots, les pois, les lentilles et les grains entiers comme l'avoine et l'orge. Le bêta-glucane, une forme unique de fibre présente dans l'avoine et l'orge, est utile pour réguler le taux de cholestérol. Optez pour de l'avoine et de l'orge moins transformées, car ces céréales ont le potentiel de stabiliser la glycémie et de prolonger la sensation de satiété.

● **Fruits et légumes:** Inclure un petit verre de jus de pruneau le matin ou consommer davantage de fruits à noyau, comme les abricots et les prunes, peut aider à lutter contre la constipation. Les bananes sont une excellente source de potassium, un minéral qui aide à maintenir l'équilibre de la tension artérielle. Leurs apports en magnésium et en vitamine B6 peuvent également aider à contrôler l'anxiété, et leur tryptophane peut favoriser un sommeil plus long, ce qui est particulièrement important pour les personnes âgées. Une alimentation riche en avocats peut augmenter la synthèse de glutathion, un antioxydant qui améliore la fonction hépatique, et peut être particulièrement importante si vous prenez les médicaments prescrits. De plus, les avocats fournissent des lipides bons pour le cœur qui semblent également aider à atténuer les signes extérieurs du vieillissement.

CHAPITRE 10

SUPPLÉMENTS : QUAND ET POURQUOI

Vous vous demandez peut-être si ces comprimés d'huile de poisson ou ces bouteilles de vitamine C fonctionneront et s'ils sont sans danger. Vous devriez commencer par déterminer si vous en avez besoin.

Plus de 50 % des Américains prennent des compléments alimentaires régulièrement ou occasionnellement. Les suppléments peuvent être achetés en vente libre et sont généralement proposés sous forme de pilules, de poudres ou de liquides. Les vitamines, les minéraux et les produits à base de plantes, également appelés plantes, sont des suppléments courants.

Les femmes utilisent ces suppléments pour maintenir ou améliorer leur santé et pour s'assurer qu'elles reçoivent des nutriments vitaux adéquats. Cependant, tout le monde n'a pas besoin d'une supplémentation. Vous n'avez pas besoin de prendre un seul supplément, car vous pouvez obtenir tous les nutriments dont vous avez besoin en mangeant une gamme d'aliments nutritifs. Cependant, les suppléments peuvent vous aider à combler les carences nutritionnelles de votre alimentation.

Certains suppléments peuvent avoir des conséquences négatives, en particulier s'ils sont pris avec des médicaments supplémentaires ou juste avant une intervention chirurgicale. De plus, la prise de suppléments peut aggraver des conditions médicales préexistantes. De plus, les effets de nombreux suppléments sur les jeunes, les femmes enceintes et d'autres groupes n'ont pas été étudiés. Ainsi, si vous envisagez d'utiliser des compléments alimentaires, consultez votre médecin.

Il est important d'informer votre médecin de tout supplément que vous prenez afin que vos soins puissent être réglementés et coordonnés. La Food and Drug Administration (FDA) aux États-Unis réglemente les compléments alimentaires comme des aliments et non comme des médicaments. Certains bienfaits pour la santé peuvent être revendiqués par l'étiquette. Cependant, contrairement aux médicaments, les suppléments ne peuvent traiter, guérir ou prévenir aucune maladie.

Il existe peu de preuves qu'un supplément puisse arrêter la progression d'une maladie chronique. Ne prenez jamais de suppléments dans l'espoir d'atteindre cet objectif. Il est prouvé que plusieurs suppléments peuvent améliorer la santé de diverses manières. Les compléments alimentaires les plus souvent utilisés comprennent le calcium, les vitamines B, C et D, ainsi que les multivitamines. Le corps absorbe mieux le calcium grâce à la vitamine D, et le calcium favorise la santé des os. Les antioxydants, comme les vitamines C et E, sont des substances qui protègent contre les dommages cellulaires et favorisent une bonne santé.

Les besoins nutritionnels d'une femme varient au cours de sa vie. Les carences sont plus fréquentes à certaines étapes de la vie, comme la grossesse, et dans des situations spécifiques, comme lorsqu'une femme fume, boit excessivement ou est malade.

Pour cette raison, les femmes pourraient avoir besoin de prendre des suppléments d'un ou plusieurs nutriments pour atteindre les apports quotidiens suggérés.

Enfants et adolescents

Parce qu'elles ont un corps plus petit que les adolescentes et les femmes plus âgées, les filles âgées de 9 à 13 ans ont souvent besoin de doses plus faibles de vitamines. Les adolescents de plus de 14 ans ont cependant des besoins en vitamines et minéraux comparables à ceux des adultes. Selon une étude, les adolescentes sont plus susceptibles que la population générale de souffrir de carences en vitamines. Les adolescentes, par exemple, sont plus susceptibles de souffrir de déficits en vitamine D et en folate.

De nombreux adolescents ont un régime alimentaire déficient en vitamines et en minéraux, selon des recherches.

Femmes âgées de 19 à 50 ans

Les carences en vitamine D, en fer et en B6 sont plus fréquentes chez les femmes âgées de 19 à 50 ans. Selon une étude portant sur les données de plus de 15 000 personnes, les femmes de ce groupe d'âge étaient plus susceptibles d'être exposées à des carences nutritionnelles, telles que carences en vitamine B6 et en vitamine D.

Femmes enceintes ou allaitantes

Les besoins nutritionnels augmentent tout au long de la grossesse et de l'allaitement pour maintenir la santé du fœtus et de la mère. Pour cette raison, les femmes qui attendent ou qui allaitent ont plus de risques de souffrir de carences nutritionnelles. En réalité, les carences en vitamines touchent jusqu'à 30 % des femmes enceintes dans le monde. Des études récentes suggèrent que pour préserver des niveaux adéquats de vitamine D, les femmes enceintes peuvent avoir besoin d'environ 4 000 UI par jour, tandis que les femmes qui allaitent peuvent avoir besoin d'environ 6 400 UI par jour.

La choline est un autre nutriment essentiel à la santé de la mère et du fœtus. Selon des études, la majorité des femmes enceintes américaines ne reçoivent pas quotidiennement les 450 mg de choline prescrits. Malheureusement, la choline est absente de nombreux suppléments prénataux.

Dames plus âgées

Les déficits en nutriments spécifiques, tels que le calcium, le magnésium et les vitamines C, D, B6 et B12, sont plus fréquents chez les femmes ménopausées. Le terme « femmes plus âgées » fait référence à celles qui ont 60 ans ou plus. Ces femmes utilisent fréquemment des médicaments qui abaissent les niveaux de vitamines dans le corps et ont une consommation alimentaire insuffisante, ce qui augmente le risque de développer une ou plusieurs carences en vitamines.

Facteurs supplémentaires

D'autres variables peuvent affecter les besoins en vitamines et augmenter la possibilité de souffrir de carences nutritionnelles en plus de l'âge et de la grossesse. Les variables comprennent :

- ☐ Poids
- ☐ Consommation d'alcool
- ☐ Drogues
- ☐ Les conditions médicales

Les femmes qui souffrent de maladies spécifiques, telles que des maladies auto-immunes, des troubles gastro-intestinaux ou le diabète de type 2, courent un risque plus élevé que la population générale de développer des carences en une ou plusieurs vitamines.

La recherche indique que les femmes obèses sont également plus susceptibles de souffrir de carences en vitamines, telles que celles impliquant la B12 et la D. Les besoins en nutriments peuvent également être influencés par le teint de la peau. Étant donné que les femmes afro-américaines possèdent de plus grandes quantités de mélanine, un pigment cutané (qui bloque les rayons UVB nécessaires à la peau pour synthétiser la vitamine D) que les femmes européennes-américaines, elles sont plus susceptibles de développer des déficits en vitamine D.

De plus, les femmes qui pratiquent des restrictions alimentaires ou qui souffrent de troubles de l'alimentation souffrent fréquemment de déficits nutritionnels.

Consultez votre médecin ou votre infirmière avant d'utiliser des compléments alimentaires.

En particulier, si vous utilisez simultanément d'autres médicaments, certains suppléments peuvent augmenter vos risques de développer de nouveaux problèmes de santé. Les médicaments sur ordonnance peuvent cesser de fonctionner lorsque certains suppléments sont pris. Certains suppléments peuvent interférer avec les médicaments sur ordonnance, comme les anticoagulants, si vous les prenez.

Les suppléments peuvent interférer avec la fonction prévue du médicament et causer des problèmes de santé majeurs.

BIEN SÉLECTIONNER LES SUPPLÉMENTS

Avant de dépenser de l'argent en suppléments pour améliorer notre bien-être, il y a plusieurs éléments à prendre en compte, même si nous préférons tous magasiner et trouver les meilleures offres sur une variété de produits. Étant donné que la qualité des ingrédients et les processus de production peuvent différer, il est crucial de prendre des décisions éclairées.

Voici quelques suggestions pour sélectionner les meilleurs suppléments :

• Limitez les options en sélectionnant uniquement des articles provenant d'entreprises fiables qui s'engagent envers la science, l'excellence, la fiabilité, la qualité et la sécurité.

• Portez une attention particulière à tous les ingrédients qui ressortent sur l'étiquette nutritionnelle, en particulier si vous avez des sensibilités alimentaires.

• Si vous suivez un régime particulier ou souffrez d'allergies alimentaires particulières, recherchez des certifications tierces telles que Certifié sans gluten.

• Examinez attentivement le site Web d'une entreprise et notez le calibre des scientifiques et des professionnels de la santé qui composent son personnel.

• Vérifiez si l'entreprise dépense régulièrement de l'argent pour tester et améliorer ses produits. Des études menées par des tiers impartiaux provenant d'organisations fiables pourraient également être bénéfiques.

• Méfiez-vous des produits qui déclarent qu'ils sont « entièrement naturels », « guérissent » des maladies ou sont assortis d'une « garantie de remboursement ». Un supplément n'est probablement pas réel s'il semble trop beau pour être vrai.

CHAPITRE 11

CONCLUSION

Pour que les femmes soient en bonne santé et se sentent bien en général, elles doivent avoir une alimentation équilibrée et contenant tous les éléments nécessaires. De nombreux problèmes de santé, tels que l'anémie, l'ostéoporose, les maladies cardiaques et la dépression, peuvent être évités grâce à une alimentation nutritive riche en calcium, fer, folate, acides gras oméga-3 et vitamine D.

Pour que les femmes atteignent leur masse osseuse la plus élevée (maximale), elles doivent manger des aliments riches en calcium tout au long de l'adolescence et au début de l'âge adulte. Ce faisant, le risque de contracter l'ostéoporose, une maladie dégénérative qui provoque une perte osseuse et augmente la susceptibilité aux fractures, sera réduit.

Parce que nous perdons du fer pendant nos règles, les femmes ont également besoin d'un apport suffisant en fer. Pour que le corps fonctionne correctement, les femmes doivent également consommer suffisamment de calories pour répondre à leurs besoins énergétiques et nutritionnels.

Chaque femme a des besoins caloriques différents, qui sont déterminés par des facteurs tels que l'âge, la taille et le degré d'exercice. Il est généralement conseillé aux femmes âgées de 23 à 50 ans de consommer entre 1 700 et 2 200 calories par jour pour maintenir leur poids corporel et leurs besoins énergétiques actuels.

En général, les besoins énergétiques des femmes âgées sont satisfaits et soutenus par moins de calories. Même dans les efforts visant à réduire le poids, consommer moins de 1 500 calories par jour peut exposer les femmes à un risque de malnutrition et entraîner une mauvaise santé.

PERMETTRE AUX FEMMES UN BIEN-ÊTRE CONTINU

Prendre le contrôle de sa santé est la première étape vers l'autonomisation. Une alimentation saine, suffisamment de sommeil et une activité physique régulière contribuent au bien-être général. Fixer des objectifs de santé, prioriser les routines de soins personnels et obtenir l'aide d'un professionnel si nécessaire sont des étapes cruciales dans la gestion de la santé des femmes.

La navigation dans la santé des femmes est un processus de toute une vie qui nécessite un apprentissage et un ajustement constants. Le fondement de l'autonomisation est la connaissance, qui donne aux femmes le pouvoir de faire des choix éclairés concernant leur corps, leur santé et leur bien-être général.

Les femmes peuvent mener une vie heureuse qui favorise leur bien-être physique, mental et émotionnel en s'instruisant, en obtenant de l'aide et en exprimant leurs besoins en matière de santé. N'oubliez jamais que l'autonomisation vient de l'information et que chaque femme devrait disposer des ressources dont elle a besoin pour réussir sur son chemin vers la santé.